Andrea Rainer

Das stille Schlafzimmer

Autobiographie der Autorin

Die Autorin, Jahrgang 1961, hat bereits im 12. Schuljahr geheiratet und nach dem Abitur zwei Wunschkinder bekommen. Ein angestrebtes Studium verschob sie deshalb auf einen späteren Zeitpunkt.

Das Studium der Klinischen Psychologie nahm sie somit erst im Alter von 33 Jahren auf, brach es aber aufgrund der Trennung von ihrem Ehemann ab.

Einblicke in die menschliche Psyche gewann sie während ihrer 20 Jahre langen Berufserfahrung in einer Facharztpraxis.

Seit 1990 ist die Autorin als sehr erfolgreiche Texterin und Komponistin im deutschsprachigen Musikbereich, sowie als freie Journalistin mit dem Schwerpunkt Kolumnen und Sportberichterstattung tätig.

Bezüglich des Themas der Erektilen Dysfunktion berät sie seit 3 Jahren Betroffene in einem großen Internetforum.

Für alle Paare, denen ich zur Bewältigung ihrer, durch Erektile Dysfunktion entstandenen Beziehungskonflikte, Hilfestellung geben kann.

Andrea Rainer

Das stille Schlafzimmer

Frauen im Schatten der Erektilen Dysfunktion ihres Partners

Über die Verwirrung unserer Gefühle, das Chaos im Kopf unserer Männer,
die Auswirkungen auf unsere Partnerschaft, das Durchbrechen der Schweigsamkeit
und der Weg zur Lösung

Mit Berichten betroffener Frauen und Männer

Bibliografische Information der Deutschen Nationalbibliothek
Die Deutsche Nationalbibliothek verzeichnet diese Publikation in der
Deutschen Nationalbibliografie; detaillierte bibliografische Daten
sind im Internet über http://dnb.d-nb.de abrufbar.

Andrea Rainer
Das stille Schlafzimmer
Frauen im Schatten der Erektilen Dysfunktion ihres Partners

Berlin: Pro BUSINESS 2011

ISBN 978-3-86386-054-7

1. Auflage 2011

© 2011 by Pro BUSINESS GmbH
Schwedenstraße 14, 13357 Berlin
Alle Rechte vorbehalten.
Produktion und Herstellung: Pro BUSINESS GmbH
Gedruckt auf alterungsbeständigem Papier
Printed in Germany
www.book-on-demand.de

Vorwort

Liebe Leserinnen und männliche Betroffene, liebe Paare.

Da dieses Buch sich mit einem sehr intimen Thema befasst, möchte ich euch einfach duzen. Es erscheint mir lockerer und vertrauter, da der Inhalt ernst genug ist. Ob sich all meine Thesen, Interpretationen der Wirrungen und Verirrungen unserer Gefühlswelt in eurer eigenen Beziehung wiederspiegeln, kann ich nicht beurteilen. Dieses Buch soll nur einen Einblick in die häufigsten zwischenpartnerschaftlichen Emotionen, Missverständnisse und Konflikte, die durch die Erkrankung an einer Erektilen Dysfunktion (ED) entstehen, vermitteln.

Vielleicht ergibt es für manchen von euch ein klareres Bild dessen, was sich im Kopf eures Partners abspielt, im Laufe der Zeit ansammelt und im schlimmsten Fall festigt. Ihr braucht es nicht strikt Seite für Seite hintereinander zu lesen, sondern pickt euch je nach Lust, Problem und Bedarf einfach ab und an einzelne Kapitel heraus.

Und vergesst nie, dass die Stabilität und Erhaltung einer Partnerschaft immer auf's Neue sehr viel Pflege und Arbeit bedeutet. Man kann nur dann Vieles erreichen, wenn man sich liebt, vertraut, und sich dieser Aufgabe gemeinsam stellt.

Eine gute Beziehung ist wie ein stabil gebautes Haus, was im Umkehrschluss bedeutet, dass, wenn letzteres zusammenfällt, auch die Liebe in den Fundamenten gewaltig ächzt.

Es gibt Viel zu tun - also packen wir es an!

Inhaltsverzeichnis

Anhang

Kontaktadressen

Danksagung

Einleitung: Die Entstehungsgeschichte dieses Buches

Als ich begann dieses Buch zu schreiben, wusste ich nicht, ob ich jemals einen Verlag finden würde, der Interesse daran zeigt mich zu unterstützen, es zu veröffentlichen.

Als Partnerin eines an einer Erektilen Dysfunktion erkrankten Mannes fühlte ich mich mit meinen Gefühlen, Fragen und der Bewältigung aller damit verbundenen Probleme in unserer Beziehung ziemlich alleingelassen.

Es gibt zwar einige Foren und Portale im Internet, allen voran die im Jahr 2001 gegründete "Impotenz-Selbsthilfe" (www.Impotenz-Selbsthilfe.de), mit einem mehr als 100 Seiten umfassenden Internet-Auftritt und professionellen Ansprechpartnern, die allerdings zu Beginn des Schreibens meines Buches allersamt männlich waren. Inzwischen ist auch die Kontaktaufnahme zu einer Frau möglich. Das Hilfsangebot umfasst neben den Ursachen, der Diagnostik und Behandlung der Erektilen Dysfunktion auch den persönlichen und partnerschaftlichen Umgang mit dem Problem, sowie die Möglichkeit der Kostenübernahme durch Krankenkassen und kann zu den Sprechzeiten auch anonym in Anspruch genommen werden.

Bisher haben dort mehr als 4000 Männer und 1000 Frauen Hilfe und Rat gesucht.

Eine Selbsthilfegruppe ausschließlich für Frauen suchte ich vergeblich. Es gab eine Handvoll weiterer Foren, mit ein paar wenigen Erlebnisberichten betroffener Frauen und alle glichen sich wie ein Ei dem anderen. Dort beschrieben jedoch fast nur verzweifelte Frauen ihre ausweglosen Situationen. Das mag natürlich auch daran liegen, dass Paare, die ihre Probleme gelöst haben, sich für solche Foren nicht mehr aktuell interessieren.

Ich suchte aber Berichte von Frauen, deren Partner bereit waren, gegen das beide betreffende Gefühls- und Beziehungschaos anzukämpfen und aktiv dagegen angingen, um der Partnerschaft gemeinsam wieder Stabilität zu geben. Diesbezüglich war meine Ausbeute allerdings recht mager. Frauen, die ihre Partner verließen, weil sie nach einer gewissen Zeit kein Verständnis mehr für das inaktive Verhalten ihrer Männer und die Beziehungsproblematik aufbrachten und sich der Situation nicht länger stellen wollten, gab es jedoch eine ganze Menge.

So hoffnungslos wollte ich aber unsere Beziehung nicht durch Kapitulation aufgrund dieser Erkrankung enden sehen und mich der Problematik stellen.

Ich begab mich auf die Suche nach Büchern, fand allerdings keinerlei Literatur, die mir als betroffener Frau Hilfestellung im Umgang mit der Erkrankung und den damit verbundenen partnerschaftlichen Problemen bot und in der ich Halt, Hoffnung und ein Spiegelbild meiner Verzweiflung fand, um meine Beziehung zu retten und wieder auf ein liebens- und lebenswertes partnerschaftliches Niveau zu bringen.

Somit begann ich mich eigenständig intensiver mit diesem Thema zu beschäftigen, mit dem Ziel, mir selbst und anderen mehr Transparenz bezüglich dieser Problematik und Möglichkeiten zur Konfliktbewältigung zu verschaffen.

Die Erektile Dysfunktion ist eine Erkrankung, die *beide Partner gleichsam* betrifft und Frauen, die ihre Männer lieben und die Beziehung erhalten wollen, bemühen sich mit allen Kräften sie zu verstehen und zu unterstützen.
Die meisten Frauen geben sich alle Mühe der Welt die Ängste, Sorgen, Verzweiflung und Psyche ihrer Partner zu verstehen, ihnen ihr Verständnis und ihre Liebe zu vermitteln, obwohl diese oft aus Scham und Hemmung konsequent abblocken und sich weigern, ihnen Einlass in ihre Gefühlswelt zu gewähren.

> *Mehr können wir jedoch leider nicht für sie tun.*
> *Wir können sie nicht gesund lieben - so gerne wir das täten.*

Handeln, damit sich das Chaos legt, müssen leider unsere Partner.
Und das ist ihnen mehr als bewusst!

Um die Gefühlsproblematik, in der sich meine Beziehung befand, besser mit der anderer betroffener Paare, insbesondere den Empfindungen von Partnerinnen erkrankter Männer vergleichen zu können, suchte ich betroffene Frauen, aber auch Männer, in verschiedenen Foren im Internet, die mir ihre Erfahrungen, ihre Emotionen und ihren Umgang mit der Erkrankung schilderten.

Die Resonanz war gewaltig. Innerhalb kürzester Zeit hatten sich zahlreiche Frauen und Männer gemeldet, die nun die Möglichkeit nutzten, sich innerhalb der Foren weiterhin untereinander anonym auszutauschen. Zusätzlich inserierte ich in einer überregionalen Tageszeitung und bat um anonyme Berichte von Betroffenen.

Ein Anfang war gemacht.

Es tat sowohl mir, als auch all diesen Frauen, die wir doch in unserer Verzweiflung alle im selben Boot saßen, unendlich gut so viele Leidensgenossinnen zu erleben, die haargenau dieselbe Problematik erlebten.

Jede Geschichte glich sich fast wie ein Ei dem anderen. Es war unglaublich, jede Beziehung hatte zwar ihre eigene Partnerschaftsstruktur, kamen die Paare auch aus unterschiedlichen gesellschaftlichen Schichten, Religionen, hatten verschiedene Nationalitäten und verschiedene Bildungsniveaus. Aber, als hätten sie sich untereinander abgesprochen: das Verhalten der erkrankten Männer war in den meisten Punkten gleich.

Und die Berichte der Frauen über ihre Emotionen, Erlebnisse und Erfahrungen im Umgang mit der Problematik innerhalb der Partnerschaft glichen sich ebenso. Es war, als blickte ich in einen Spiegel und entdeckte mich in jeder persönlichen Schilderung der betroffenen Frauen überall selbst wieder! Das Verhaltensmuster der Frauen und Männer im partnerschaftlichen Umgang mit ED war geradezu identisch.

Wir alle schwimmen hilflos im Chaos unserer Gefühle durch eine Flut von Ängsten, Verzweiflung, Fragen, Sehnsucht nach Nähe und Zärtlichkeit des Partners, in der Hoffnung, ein rettendes Ufer, oder zumindest einen Anker zu finden. Wir ertrinken in unseren Tränen, in Selbstzweifeln, in Sorgen, ob uns der Partner noch liebt und begehrt, ob er eine Andere hat und ob wir versagt, oder zumindest irgendetwas falsch gemacht haben.

Wir ersticken in der Ohnmacht, dass er sich uns versperrt, Nähe nicht mehr zulässt, Gespräche vermeidet und keinerlei Motivation zeigt, diese Situation ändern zu wollen.

Viele Partner suchen Streit ohne jeglichen Grund, verrennen sich in panischen Eifersuchtsgedanken, werden immer abweisender und entziehen sich uns immer mehr, bis sie in Bezug auf das Thema Erektionsstörung nur noch schweigen und jegliche Kommunikation, schlimmstenfalls selbst im alltäglichen Zusammenleben, zum Stillstand kommt.

Aber wir sollten wissen, dass wir nicht alleine sind! Allein in Deutschland schätzt man die Zahl der von ED betroffenen Männer auf 4 bis zu 6 Millionen!

Eine Hochrechnung im Jahre 2005 ergab, dass weltweit 200 Millionen Männer an einer Erektilen Dysfunktion leiden!

Wissenschaftler gehen davon aus, dass die Dunkelziffer um einiges höher liegt, denn nur 20 % aller betroffenen Männer begeben sich aus eigenem Antrieb in ärztliche Behandlung.

Weitere Studien ergaben, dass vermutlich etwa 70 % aller Fälle von Erektiler Dysfunktion erst gar nicht erfasst werden, da die Betroffenen einen Arztbesuch gänzlich scheuen.

Die sogenannte "Kölner Studie" ergab einen Durchschnitt von 19,2 Prozent klar diagnostizierter Betroffener zwischen 30 und 70 Jahren. Die altersspezifische Häufigkeit muss jedoch dabei prozentual getrennt gesehen werden.

Wenn auch nicht alle dieser Männer in einer festen Beziehung leben, oder man sich in der Partnerschaft dahingehend arrangiert hat auf Sex zu verzichten, (das geht auch, wenn beiden Partnern Sex nicht mehr so wichtig ist, sie sich aber den Austausch inniger Zärtlichkeit und Nähe beiderseits erhalten), bleiben noch immer Millionen frustrierte Paare, die sich lieben und es nicht schaffen, das Problem ED gemeinsam anzugehen, eine Lösung zur Bewältigung zu finden und sich im Wirrwarr und Dschungel der Frustration verirren.

Eine in diesem Buch beschriebene Erhebung ergab, dass sich auch in unserer aufgeklärten heutigen Zeit 63 % aller Deutschen äußerst ungern gegenüber dem Partner und im Freundeskreis über Sex äußern. Das Problem Potenzstörungen wird weiterhin im Gegensatz zu anderen Erkrankungen stiefmütterlich und als Tabuthema gehandelt.

Damit wir betroffenen Frauen also wissen, dass es uns und unser Leid in so vielen Beziehungen gleich um die Ecke gibt, erschien es mir höchste Zeit, das Thema eingehender zu recherchieren und die Resultate zu veröffentlichen.

Ich habe mit dem Einverständnis von betroffenen Männern und Partnerinnen von an ED Erkrankten ihr Erleben der Erkrankung, ihren partnerschaftlicher Umgang im

Alltag, ihre Gefühle, Ängste, Frustration, aber auch Hoffnungen bezüglich einer Problemlösung in diesem Buch geschildert.

Meine eigene Geschichte gehört natürlich ebenfalls dazu.

Vorab möchte ich euch aber schon versprechen, dass es durchaus auch Erfahrungsberichte mit Happy-End zu lesen gibt!

Zu guter Letzt möchte ich euch darauf hinweisen, dass dieses Buch nicht als allgemeiner Ratgeber in der Art "Gebrauchsanweisung für Männer mit ED" oder im Sinne diverser Patentrezepte verstanden werden soll. Ich versuche lediglich Denkanstöße, Anregungen, Einblicke in die Psyche beider Betroffener und ein wenig Transparenz in unsere Gedanken Empfindungen und die daraus resultierenden Interaktionen zu vermitteln.

Medizinische Diagnosestellungen und Indikationen werden von mir auch nur, soweit sie zum Verständnis der Erkrankung erforderlich sind, erklärt.

Teil 1: Der medizinische Bereich

Impotenz - was versteht die Medizin darunter?

Das Wort Potenz entspringt dem lateinischen Begriff von Kraft, und zu Etwas fähig sein.

Impotenz bedeutet Unfähigkeit.

Impotenz und Erektile Dysfunktion unterscheiden sich!

Das, was im Volksmund oftmals lächerlich dargestellt wird, ist in Wahrheit tatsächlich eine Erektile Dysfunktion. Aber da das den Wenigsten bekannt ist, wird das Wort Impotenz seit Jahrzehnten in Verbindung mit Männern, die "keinen mehr hochkriegen", verwendet. Wie viele Witze habt ihr darüber gehört und früher gelacht? Auch Männer klatschen sich grölend auf die Schenkel, dabei ist die Hälfte aller 50-jährigen zeitweilig von der Impotenz, von der sie da sprechen, betroffen.

52% aller 40 bis 70 jährigen Männer leiden laut wissenschaftlichen Erhebungen zumindest ab und zu unter dieser "Impotenz". In Wahrheit leiden sie an einer Erektilen Dysfunktion, einer fast immer heilbaren Form der Impotenz.

Die Medizin unterscheidet zwischen verschiedenen Arten von Impotenz.

Die häufigsten sind:

Impotentia coeundi = Erektile Dysfunktion (ED)

Diese Form der Impotenz bedeutet die Unfähigkeit der Ausübung des Geschlechtsaktes.

und die

Impotentia generandi = Sterilität / Infertilität

Diese Form der Impotenz bezeichnet, unabhängig von einer Erektionsfähigkeit, lediglich die Unfähigkeit zur Fortpflanzung.

Aber auch ohne eine befriedigende Erektion des Penis ist ein Mann orgasmusfähig!

Erektile Dysfunktion

Eine Erektile Dysfunktion bedeutet, dass der Penis des Mannes nicht ausreichend versteift, oder die Erektion nicht lange genug gehalten werden kann, um einen befriedigenden Sexualakt zu erleben. Die Umfangzunahme und Steifheit des Penis ist gestört. Das heißt also: Das "Unvermögen" eines Mannes den Beischlaf befriedigend auszuführen.

Ein Notfall muss kein Notphall sein!

So etwas kann allerdings jedem Mann vorübergehend, oder ab und dann mal passieren. Unsere Partner sind keine Maschinen. Gelegentlich auftretende Erektionsstörungen bedeuten noch lange keine Erektile Dysfunktion!

Wann spricht die Medizin von einer gesicherten Diagnose?

Nach einer älteren Leitlinie sprach man von einer medizinisch erwiesenen ED erst, wenn innerhalb eines halben Jahres 70 Prozent aller Koitusversuche misslungen waren.

Inzwischen sprechen Mediziner aber schon von einem Zeitraum von lediglich 3 Monaten.

Früher suchte man die Gründe vor allem im Bereich der Psyche. Diese Erklärung hat sich inzwischen deutlich abgeschwächt. Bei ca. 50 bis 70 Prozent aller Erkrankungen liegt eine körperliche Ursache vor. In nur etwa 30 Prozent vermutet man eine psychische Ursache als ausschlaggebend. Neuere Studien ergaben jedoch, dass meist eine Kombination von beiden Komponenten ursächlich für eine Erektile Dysfunktion verantwortlich sind.

Also sollte der erste und wichtigste Weg ein Arztbesuch sein, um mögliche organische Erkrankungen frühzeitig auszuschließen oder festzustellen!

Die Gesundheit eurer Männer ist euch und ihnen wichtig, also schickt euren Partner so bald wie möglich zum Hausarzt, Internisten, oder Urologen!

Der Teufelskreis (die Angst vor der Angst zu versagen)

... auch der Kopf spielt eine Rolle

Desto häufiger sich sexuelle Stimulationen und Koitusversuche beim gemeinsamen Sex als Flop und missraten erweisen, desto weniger hat unser Partner Lust auf neue Versuche. Seine Annäherungen werden immer rarer. Er zirkuliert im *Teufelskreis*:

Getrieben von der Angst zu Versagen, versagt er unter dem sich selbst auferlegten Erfolgsdruck. Und dieses Versagen führt wiederum zu Angst, vor der Angst beim nächsten Versuch erneut zu versagen.

Seine Gedanken drehen sich nur noch um die Furcht, dass seine nächsten Versuche erneut scheitern, beide Partner deprimiert sind und alle Hoffnungen und Erwartungen, dass es beim nächsten Versuch doch klappen muss, aufs Neue nicht erfüllt werden.

Leere im Kopf - Leere im Penis?

Euer Partner steht nach jeder vorangegangen "Schlappe" unter dem massiven Druck, dass es beim nächsten Mal klappen muss und ist dann völlig kopfgesteuert, *seine gesamte Konzentration gilt einer Erektion!*
Manche Sexualpsychologen und Mediziner sprechen dann von *"Phallozentrismus"*. Aufgrund dieser Blockade hat der "große Mann" erst recht keinen Einfluss mehr auf den "kleinen Mann".

Doch, wie wichtig das Loslassen von Druck bei diesem komplexen Vorgang ist, entnehmt bitte der folgenden Erklärung, die die körperlichen Zusammenhänge bei der Entstehung einer Erektion beschreibt.

Entstehung einer Erektion

Der "Vorgang" der Erektion beginnt im Kopf. Denn hier im Großhirn sitzt das Lustzentrum (limbisches System), welches beispielsweise die Reize des Partners bewertet: Visuelle, akustische, taktile und mentale Reize werden in verschiedenen Zentren des Gehirns verarbeitet. Diese Zentren stehen in Verbindung mit dem Erektionszentrum im Rückenmark. Von dort wird bei sexueller Stimulation das sogenannte parasympathische Nervensystem, das für die Steuerung innerer, nicht willentlicher Körperfunktionen wie etwa auch Körpertemperatur, Atemfrequenz oder Herztätigkeit zuständig ist, aktiviert.

Vom Rückenmark aus ziehen dann Nervenbahnen bis zum Penis, die veranlassen, dass Stickstoffmonoxid (NO) aus bestimmten Nervenendigungen und Zellen des Schwellkörpers freigesetzt wird. Die vermehrte Konzentration von NO führt dazu, dass ein anderes Signalmolekül, das sogenannte zyklische Guanosinmonophosphat (cGMP), aktiv wird, welches die Muskulatur in den Penisarterien und den Penisschwellkörpern erschlaffen lässt. Diese werden weiter und es kann 40-mal mehr Blut als sonst einströmen. Die Hohlräume im Schwellkörpergewebe füllen sich. Der Effekt: Der Penis vergrößert sich und richtet sich auf. Beim gesunden Mann bewirkt das vergrößerte Schwellgewebe, dass die abführenden Blutgefäße zusammengedrückt werden. Dadurch wird das Blut sozusagen im Penis gestaut und die Erektion kann aufrechterhalten werden.

Die Erektion wird demnach wesentlich durch Entspannung der glatten Muskulatur in den Arterien verursacht. Durch gedankliche Ablenkung, oder aufgrund körperlicher Ursachen, fließt das Blut manchmal schneller wieder ab, als es durch die erweiterten Arterien in den Penis einströmen kann. Jeder Mann kennt das: Man ist noch erregt und trotzdem lässt plötzlich die Erektion von einer Sekunde auf die andere nach. Hierbei kann man aber noch nicht von einer Erektilen Dysfunktion sprechen

Eine eher seltene Form der Erektilen Dysfunktion ist eine "cavernöse Insuffizienz", auch "venöses Leck" genannt. Hierbei drückt das prall gefüllte Schwellkörpergewebe nicht fest genug auf die Venen, sodass zu viel Blut abfließt. Oft sind angeborene Fehlbildungen oder auch Verletzungen am Penis die Gründe dafür. Möglicherweise hat aber auch schon ein Umbau des Schwellkörpergewebes stattgefunden, der einsetzen kann, wenn der betreffende Mann über lange Zeit keinerlei Erektion hatte. Möglicherweise wird aber auch nur einfach das schnell wirkende Enzym PDE-5 vermehrt gebildet, das die Entspannung der glatten Muskulatur in den Arterien des Schwellkörpers aufhebt, so dass das Schwellkörpergewebe quasi wieder abschwillt. Deshalb werden die neuen Medikamente zur Behandlung von Impotenz als PDE-5-Hemmer bezeichnet. Diese Wirkstoffe in Viagra®, Cialis® und Levitra® hemmen den Einfluss des Enzyms PDE-5 und halten eine bestehende Erektion aufrecht.

Die Erektion ist also ein kompliziertes Zusammenspiel von verschiedenen Nerven, Muskelzellen, Blutgefäßen und Botenstoffen. Und wie immer, wenn eine Funktion von vielen Faktoren abhängt, ist sie auch sehr sensibel für Störungen. Allerdings ist nicht jede Erektionsstörung mit Impotenz gleichzusetzen. Von Impotenz oder - medizinisch korrekt - von einer erektilen Dysfunktion - spricht man erst dann, wenn die Erektionsprobleme über einen Zeitraum von mindestens drei Monaten anhalten und 70 Prozent der Versuche, den Geschlechtsverkehr zu vollziehen, erfolglos sind.

(Quelle: medical-tribune)

Testosteronmangel: Libido- und Potenzkiller?

Testosteron ist das wichtigste Androgen (Geschlechtshormon) des Mannes. Es ist unter anderem für die Potenz eines Mannes verantwortlich und sinkt mit zunehmendem Alter.

Es wird zu 95 % in den Hoden und zu 5 % in den Nebennieren gebildet.

Der Testosterongehalt im männlichen Körper ist über den Tag hinweg Schwankungen ausgesetzt. Während er am frühen Morgen 35 % über dem täglichen Normbereich liegt, ist der Wert abends zwischen 18 und 22 Uhr am niedrigsten!

Der Normwert des Gesamt-Testosterons im Blutspiegel beträt 12 bis 31 nmol/l (entsprechen 3,5 bis 9,0 µg/l). Werte zwischen 8 und 12 nmol/l liegen in einem "Graubereich". Ein Wert unter 12 nmol/l (entsprechend 3,5 µg/l) gilt als behandlungsbedürftig, wenn auch Symptome eines Testosteronmangels vorliegen.

Noch wichtiger, als das Gesamt-Testosteron ist allerdings das so genannte Freie-Testosteron, das mit zunehmendem Alter abnimmt. Der Normbereich beträgt z.B. für Männer im Alter zwischen 18 bis 39 Jahren 8,8 bis 27,0 pg/ml. Bei über 60-jährigen Männern sinkt der Normwert auf 5,6 bis 19 pg/ml.

Andropause - Wechseljahre des Mannes

Frauen kommen ab einem gewissen Alter in die Wechseljahre (Menopause) durch die Abnahme der Östrogene.

Die Wechseljahre des Mannes bezeichnete die Medizin früher als Andropause, neuerdings als "Altershypogonadismus", oder als "partielles Androgendefizit des alten Mannes" (PADAM):
Der Hormonspiegel der Androgene im Blut sinkt. Beim Mann ist es insbesondere das Testosteron, das wichtigste Androgen, dessen Bildung im Alter nachlässt.

Altersmäßige Durchschnittswerte sind nicht so ohne weiteres in Tabellen zu fassen.
Während viele 70-jährige nur noch 2/3 des Hormonwertes eines jungen Mannes aufweisen, können es andere Männer gleichen Alters mit der jungen Konkurrenz aufnehmen und sind bis ins hohe Alter potenz- und zeugungsfähig.

Jedoch weisen auch bereits manche 50-jährige einen stark gesunkenen Testosteronspiegel auf. Das klassische Bild dieser Betroffenen ist der Mann Mitte 50 mit Rettungsring um die Hüften, fettreicher Ernährung und antriebslos auf dem Sofa sitzend.
Diesen Männern kann schon sehr oft durch Gewichtsabnahme zu einer Wiederherstellung der Erektionsfähigkeit verholfen werden!

Ernährungsumstellung und Sport wirken Wunder!

Allerdings sind lediglich 5 bis 10 Prozent aller Männer von einem stark abgeschwächten und damit behandlungsbedürftigem Hormonspiegel betroffen.

Symptome bei Testosteronmangel

Abnahme des Hodenvolumens, Verminderung der Spermienproduktion, Potenzstörungen, Nachlassen der Libido, Verminderung der Körper-, und Schambehaarung (sekundäre Geschlechtsmerkmale), Gewichtszunahme,

Verringerung der Muskulatur, Abnahme der Knochendichte, Schlafstörungen, depressive Verstimmungen, Konzentrationsschwierigkeiten.

Während Frauen sich vom Frauenarzt in den Wechseljahren behandeln lassen, wenn der Östrogenspiegel sinkt, scheuen Männer unsinnigerweise in der Andropause den Gang zum Arzt.

Hormonmangel kann ausgeglichen werden und, schlägt die Behandlung an, ist der Mann schnellstens wieder in Topform!

Die Muskelmasse nimmt auf Kosten des Fettanteils wieder zu und die Fettpolster am Bauch verringern sich, die Knochendichte erhöht sich, Schlafprobleme und depressive Verstimmungen bessern sich erheblich.

Hormonbehandlungen helfen schnell und zuverlässig.
Bereits nach kürzester Zeit stellen sich Potenz und Libido wieder ein!
Also ab zum Arzt! - Ist Testosteronmangel die Ursache der ED,
kann eine Hormonbehandlung euer Problem schnellstens beheben!

Die "Kölner Studie"

Randbedingungen und Vorgehensweise

Ein speziell entwickelter und vorher getesteter Fragebogen (Kölner Erfassungsbogen zur Erektilen Dysfunktion, kurz KEED) wurde im Jahr 1998 an eine repräsentative Stichprobe von 8000 Männern zwischen 30 und 80 Jahren aus dem Stadtbezirk Köln verschickt. 4883 ausgefüllte Fragebogen wurden zurückgeschickt, davon konnten 4489 verwertet werden.

Definition der erektilen Dysfunktion

Die Erektionsfähigkeit wurde anhand der folgenden Fragen bewertet:

Haben Sie Probleme mit der Erektion (Steifheit des Gliedes)?
- (1)   nie
- (2)   selten
- (3)   gemischt
- (4)   häufig
- (5)   immer

Wie häufig bemerken Sie morgendliche Erektionen?
- (1)   immer
- (2)   häufig
- (3)   gemischt
- (4)   selten
- (5)   nie

Reicht die Erektion für das Eindringen in den Partner aus?
- (1)   immer
- (2)   häufig
- (3)   gemischt
- (4)   selten
- (5)   nie

Reicht die Dauer der Erektion für einen Geschlechtsverkehr aus?

(1)   immer

(2)   häufig

(3)   gemischt

(4)   selten

(5)   nie

Erschlafft der Penis während des Geschlechtsverkehrs?

(5)   immer

(4)   häufig

(3)   gemischt

(2)   selten

(1)   nie

Ist es Ihnen möglich einen Orgasmus zu erreichen?

(1)   immer

(2)   häufig

(3)   gemischt

(4)   selten

(5)   nie

Den Antworten wurde die in der Tabelle angegebene Punktzahl zugeordnet. Falls die Summe der Punktwerte für diese 6 Antworten über 17 lag, wurde dies als Vorliegen einer erektilen Dysfunktion gewertet.

Ergebnisse und altersspezifische Häufigkeit

Neben der Bestimmung der Prävalenz der erektilen Dysfunktion sollte die Studie auch die wichtigsten Begleiterkrankungen herausfinden. Wir beschränken uns hier auf die Ergebnisse bezüglich der Prävalenz. Das wichtigste Ergebnis ist, dass bei 19,2 % aller Männer zwischen 30 und 80 Jahren eine erektile Dysfunktion festgestellt wurde. Aber nur rund ein Drittel dieser Männer (6,9 % aller Männer) leiden unter der Erektionsstörung und brauchen deshalb eine Behandlung. Die übrigen haben mit ihrer Potenzstörung kein Problem. Mit höherem Alter nimmt die Häufigkeit der

Erektionsstörung deutlich zu. Die folgende Tabelle zeigt die Ergebnisse:

Altersgruppe	30-39	40-49	50-59	60-69	70-80	Total
sexuell aktiv	96,0%	91,9%	88,7%	83,6%	71,3%	88,3%
wöch. sex. aktiv	92,9%	85,3%	80,9%	66,1%	41,5%	77,5%
sex. unzufrieden	34,8%	32,3%	31,5%	41,1%	44,0%	36,7%
ED	2,3%	9,5%	15,7%	34,4%	53,4%	19,2%
therapiebedürftig	1,4%	4,3%	6,8%	14,3%	7,7%	6,9%

Erklärung: "therapiebedürftig" sind Männer mit einer erektilen Dysfunktion, die gleichzeitig auch mit ihrer sexuellen Situation unzufrieden sind.

Kritik:

Die Entscheidung über das Vorliegen einer Erektionsstörung beruht auf klaren Fragen. Lediglich die Frage ("Ist es Ihnen möglich einen Orgasmus zu erreichen?") zielt nicht eindeutig auf eine erektile Dysfunktion. Die Antwort auf diese Frage gibt wohl eher Auskunft über eine eventuell vorliegende Orgasmusstörung (Anorgasmie).

Insgesamt ist die Kölner Studie eine sorgfältige Arbeit, die sich auf eine im Vergleich zu anderen Studien große Anzahl von befragten Männern stützt.

(Quelle: impotenz-selbsthilfe.de)

Häufigkeit diagnostizierter Erkrankungen

Die Zahl der in Deutschland erkranken Männer beziffert man auf zirka 4 bis 6 Millionen, wobei genaue Zahlen aufgrund der Sensibilität des Tabuthemas nicht vorliegen.

40-jährige Männer sind zirka nur zu zwei Prozent betroffen, während schätzungsweise 25 % aller 65-jährigen unter einer dauerhaften ED leiden. 50 bis 70 Prozent aller Erektionsstörungen beruhen auf organischen Erkrankungen, der Rest ist auf psychische Ursachen, oder auf eine Kombination beider Komponenten zurückzuführen. Diabetiker sind doppelt so oft betroffen.

Die Libido nimmt bei *beiden* Geschlechtern erst nach einem Alter ab 75 Jahren ab.

Libidostörungen durch die Abnahme des Testosteronspiegels im Alter werden nur bei 2 % aller Männer beobachtet. Verschiedene wissenschaftliche Studien ergaben, dass 80 Prozent der Männer und 60 Prozent der Frauen zwischen 50 und 70 Jahren regelmäßigen Sex haben.

Ursachen einer Erektilen Dysfunktion

Glaubte man früher noch, dass die ED zu 50 bis 70 % psychisch bedingt sei, so werden heute multifaktorielle, respektive organische und psychische Faktoren als Hauptursache angenommen. Im Allgemeinen gilt, dass bei jüngeren Patienten die psychoreaktiven Faktoren überwiegen und bei den älteren Männern eher organische Störungen ursächlich in Frage kommen.

Allgemeine Ursachen

Alter

Adipositas (Übergewicht, Fettsucht)

Alkohol

Nikotin

Drogen

Gefäßerkrankungen

Die zumeist arteriosklerotischen Gefäßveränderungen führen zu einer unzureichenden Füllung der Schwellkörper, wobei hier in der Regel die gesamte arterielle Strombahn im Sinne einer Arteriosklerose ("Arterienverkalkung") betroffen ist. Risikofaktoren für solche Gefäßveränderungen sind neben Fettstoffwechselstörungen der Bluthochdruck (Arterielle Hypertonie), die Zuckerkrankheit (Diabetes mellitus) sowie der bereits o.g. Nikotinabusus. Ein vorzeitiger oder vermehrter Blutabfluss führt zur unzureichenden Steifheit bzw. zum Nichtzustandekommen einer Erektion. Als Ursache kommen Umbauvorgänge des Penisgewebes (fibrotischer Umbau der Schwellkörpermuskulatur, Defekt der Schwellkörperhülle [Tunica albuginea]) oder auch Transmitterstörungen im Schwellkörpergewebe in Frage. Diese Umbauvorgänge können nicht zuletzt durch jahrelange Durchblutungsstörungen hervorgerufen worden sein.

Neurologische Erkrankungen

Ebenso kommen Erkrankungen des zentralen (Gehirn und Rückenmark) und peripheren Nervensystems (Nerven) als Ursache in Frage.

Organische Ursachen

Nachfolgend sind exemplarisch einige Erkrankungen aufgeführt, durch die eine Erektile Dysfunktion bedingt sein kann:

Diabetes mellitus
Chronische Niereninsuffizienz
Chronische Leberinsuffizienz
Chronischer Alkoholabusus
Hyperlipidämie und niedrige HDL-Serumspiegel (Fettstoffwechselstörungen)

Ursachen nach chirurgischen Operationen

z.B.
Transurethrale Prostataresektion (TUR-P) bei Prostataadenom
Radikale retropubische Prostatovesikulektomie (RRP) wegen Prostatakarzinom
Zystektomie wegen Blasenkarzinom
Rektumamputation bei Rektumkarzinom

Zustand nach Verletzungen

Penisverletzungen
Beckenringbruch
Stumpfes perineales Trauma

Hormonstörungen

Hormonstörungen sind mit 5 % selten. Außerdem steht hier die mangelnde Lust (Libido) im Vordergrund der Beschwerden.

Primärer oder sekundärer Hypogonadismus.

Andere endokrinologische Erkrankungen:

Hyperprolaktinaemie (erhöhter Spiegel des Prolaktins im Blut).

Hyperthyreose (Schilddrüsenüberfunktion) in der Regel mit verminderter Libido verbunden, weniger mit Erektionsstörungen.

Hypothyreose (Schilddrüsenunterfunktion).

Medikamente

Eine Vielzahl von Medikamenten kann den komplizierten Mechanismus der Erektion stören. Hierzu gehören insbesondere Betablocker als blutdrucksenkende Mittel, Antidepressiva, Mittel gegen Haarausfall und Prostataleiden (Wirkstoff: Finasterid) und Cholesterin-Senker. Oftmals hilft die Umstellung auf einen anderen Wirkstoff bei einer, das ED- Thema nicht betreffenden Grunderkrankung und nach kurzer Zeit ist die Potenzstörung nicht mehr vorhanden! Eine detailliertere Aufstellung bestimmter Medikamente, die als Nebenwirkung Erektionsstörungen verursachen können, ist auf der Internet-Seite der Impotenz-Selbsthilfe zu finden.

Psychische Ursachen

Leistungsdruck

Partnerschaftsprobleme

Depressionen, akute oder chronische

Stress

Versagensängste

Müdigkeit

Unerfahrenheit

(Quelle : impoDoc)

Altersbedingte Veränderungen der männlichen Sexualfunktion

Aufgrund der Wechseljahre des Mannes ändert sich in Bezug auf die sexuelle Funktion seines Körpers natürlich Einiges. Sowohl qualitativ, als auch quantitativ.

Anders als beim Klimakterium der Frau, kann beim Mann die Spermabildung, wenn auch vermindert, bis ins hohe Alter erhalten bleiben und die Abnahme des körpereigenen Testosterons verläuft langsamer, als die Minderung des Östrogenspiegels der alternden Frau.

Die sexuelle Reaktionsfähigkeit und Intensität des sexuellen Erlebens beim Mann verringert sich im Alter und das Kurvenbild des sexuellen Reaktionszyklus nach "Masters und Johnson" gleicht sich immer eher dem der Frau an.

Obwohl sowohl Libido, als auch sexuelle Fantasien bis ins hohe Alter vorhanden bleiben, fällt es dem Mann zunehmend schwerer eine länger anhaltende Erektion zu erlangen und innerhalb des Koitus zu erhalten.

Um eine Penetration zu erreichen sind meist direkte Stimulationen der Genitalien nötig, äußere, zum Beispiel visuelle Reize reichen oftmals nicht mehr aus.

(Was euch aber nicht daran hindern sollte ab und dann ein paar reizvolle Dessous zu tragen! Sie vermitteln euch doch auch ein persönliches, gesteigertes Selbstwertgefühl und euren Partnern gefallen sie ja nun dennoch. Nur, dass sie im Alter nicht mehr allein durch den puren Anblick "angetörnt" werden und sofort sein bestes Stück auf "Power" bereit steht).

Die Menge des Ejakulats nimmt im Laufe der Zeit ab, die Erschlaffung und Rückbildung der Erektion nach dem sexuellen Akt wird rascher und die Möglichkeit nach nochmaligem Sex verringert sich zeitlich. Die Orgasmuskontraktionen werden geringer, spontane nächtliche Erektionen werden ebenfalls meist seltener.

Diese natürlichen Alterungsprozesse sollten nicht als ED gewertet werden und womöglich aus Angst zu versagen in den Teufelskreis führen, so dass sich tatsächlich ein dauerhaftes Erektionsversagen entwickelt!

Qualitative und quantitative Einbussen im Alter müssen akzeptiert und als natürlich hingenommen werden. Dass gewisse sexuelle Wünsche nicht mehr so realisierbar umzusetzen sind, wie in jungen Jahren, heißt nicht, sexuelle Wünsche nach Befriedigung völlig hinten anstellen zu müssen.

> *70 - 90 Prozent der Frauen zwischen 60 und 90 Jahren, sowie 60 - 90 Prozent der*
> *Männer über 60 Jahren bezeichneten sich in Studien der 80er und 90er Jahre als*
> *sexuell aktiv. 48 bis 79 Prozent aller Männer über 70 Jahre ebenso.*
> *Koitalen Sex gaben zwischen 64 und 89 % der über 60-jährigen Männer an, davon*
> *24 bis 69 % mindestens 1 x pro Woche!*
> *Zudem berichteten 75 % aller über 60-jährigen Frauen und Männer mit ihrem*
> *Sexualleben ebenso zufrieden, oder sogar noch zufriedener zu sein, als in jungen*
> *Jahren.*

Inwieweit solche Studien tatsächlich eine realistische Aussage ergeben, mag angezweifelt werden, dennoch die Tendenz, sexuelle Libido und Aktivität im Alter weiterhin erleben zu wollen, ist nicht zu bestreiten.

In einer weiteren Studie gaben Männer auf die Frage, wovor sie sich im Alter am meisten fürchten an erster Stelle Impotenz an. Gefolgt von der Angst alleine zu sein. An dritter Stelle erwähnten sie Furcht, Niemand umsorgen zu können und selbst von Niemand umsorgt zu werden.

Bei nicht regelmäßiger Sexualität eines älteren Mannes bildet sich das Hodenvolumen mit der Zeit oftmals deutlich zurück. Der Mediziner spricht von einer "*Inaktivitätsinvolution*". Ebenso nimmt meist auch die Penisgröße ab ("*Atrophie*") und in den Schwellkörpern können sich Ablagerungen bilden, die sich bei Wiederaufnahme regelmäßiger sexueller Aktivität auch zurückbilden können.

Sehr oft entwickelt sich jedoch auch, vor allem bei älteren Männern, eine *Induratio Penis plastica* (IPP), eine sogenannte Penisverkrümmung, die durch diese Ablagerungen (*Plaquebildung*) und Bindegewebsschwäche entstehen und selten wieder zurückgehen.

Medikamentöse Behandlungen sind bisher kaum erforscht, operative Eingriffe zeigen auch nur geringfügigen Erfolg, zudem der Penis dabei verkürzt wird.

Mehr zu diesem Thema findet ihr unter dem Thema "ED im Alter - auf Sexualität und Zärtlichkeit verzichten?"

Der Arztbesuch und die Untersuchung

Diagnose der Impotenz

An dieser Stelle sei angemerkt, dass auf Grund der Sensibilität des Themas immer noch viele Männer ihre Probleme verschweigen. Schätzungen gehen davon aus, dass deshalb in mehr als 70% der Fälle die "Diagnose Erektile Dysfunktion" (ED) gar nicht erst gestellt wird!

Die Diagnostik der Erektilen Dysfunktion lässt sich in drei Abschnitte gliedern:

Nicht-invasive Diagnostik

Anamnese (Krankengeschichte)
Die Befragung des Patienten sollte die gesamte sexuelle (Dys)Funktion umfassen. Diese lässt sich in drei Teilbereiche gliedern, welche gemeinsam, oder für sich gestört sein können: sexuelles Verlangen (Libido), Erektion und Ejakulation.
Hilfreich zur Objektivierung und Verlaufskontrolle der Beschwerden ist der Internationale Index of Erectile Function (IIEF). Eine auf fünf Fragen reduzierte Version dieses Fragebogens ist der sog. IIEF5, dessen Aussagekraft immer noch bei 98% bzw. 88% liegen. Der IIEF5 liegt als Selbsttest vor. Besonderes Augenmerk gilt Begleiterkrankungen, wie z.B. Diabetes mellitus und Bluthochdruck, sowie Risikofaktoren, wie z.B. Alkohol und Nikotin. Dazu gehört auch die Erfassung der Medikamentenanamnese. Wichtig ist außerdem die Frage nach der sozialen Situation, sowie möglicher Partnerschaftsprobleme.

Körperliche Untersuchung
Die körperliche Untersuchung schließt sich in der Regel an die Erhebung der Krankengeschichte an. Dabei haben die Untersuchung und Beurteilung des äußeren Genitales, sowie der primären und sekundären Geschlechtsmerkmale besonderen Vorrang.
Folgende Organe bzw. Körperteile werden insbesondere untersucht:
Brustdrüsen (Mammae)
Penis
Hodensack, einschließlich Hoden, Nebenhoden und Samenstrang

Prostata

Eine Blutuntersuchung hilft Erkrankungen, welche eine erektile Dysfunktion bedingen können, zu erkennen. Dazu gehören beispielsweise Diabetes mellitus, Niereninsuffizienz, Hormonwerte und Tumormarker.

Semi-invasive Diagnostik

Sonographie / Duplexsonographie, ggf. in Verbindung mit der SKAT-Untersuchung
Eine Ultraschalluntersuchung des äußeren Genitales und insbesondere die farbkodierte Duplexsonographie der Penisgefäße sind heute aus der diagnostischen Routine nicht mehr wegzudenken.

Neurologische und neurophysiologische Untersuchungen
Diese sehr speziellen und häufig aufwendigen Tests werden bei Verdacht auf eine neurologische Ursache der Erektionsstörung gemacht.

Schwellkörperinjektionstest (SKIT)
Der Schwellkörperinjektionstest wird im Rahmen der farbcodierten Duplexsonographie angewendet und erlaubt einen Rückschluss auf die Erfolgsaussichten bei der Anwendung der [Schwellkörperautoinjektionstherapie (SKAT)].

Invasive Diagnostik

Kavernosographie, dynamische Infusionskavernosographie und -metrie
Pharmakophalloarteriographie (selten). Bei diesen sehr aufwändigen Untersuchungsmethoden wird durch externe Pumpensysteme Kontrastmittel in die Schwellkörper des Penis gepumpt und der Abfluss des Kontrastmittels über die Venen durch bildgebende Verfahren (z.B. Röntgen) dargestellt.

(Quelle: impoDoc)

Therapiemöglichkeiten bei Erektiler Dysfunktion

Wird bei eurem Partner eine erektile Dysfunktion diagnostiziert, wird der behandelnde Arzt nach Abklärung der Ursachen verschiedene Therapiemöglichkeiten vorschlagen, die ihr gemeinsam besprechen, abwägen und festlegen solltet.

Folgende Therapiemöglichkeiten werden am Häufigsten genutzt:

Orale (durch den Mund einzunehmende) Medikamente
Diese Medikamente, wie Viagra, Cialis und Levitra stellen zweifellos die angenehmste Therapie der erektilen Dysfunktion dar. Sie beruhen alle auf demselben biochemischen Prinzip (PDE-5-Hemmer, PDE-5-Inhibitoren).

Yohimbin wird hauptsächlich bei psychisch bedingten Erektionsstörungen eingesetzt. Im Gegensatz zu oralen Bedarfsmedikamenten, die kurz vor dem Geschlechtsverkehr eingenommen werden, wird bei Yohimbin meistens eine regelmäßige Einnahme empfohlen.

Bitte beachtet stets: Diese Medikamente wirken nicht automatisch. Eine Erektion erfolgt nur bei sexueller Stimulierung.

Lokal anzuwendende Medikamente
SKAT = Schwellkörper-Auto-Injektions-Therapie
Es wird ein Wirkstoff (meist Alprostadil) direkt in die Schwellkörper gespritzt. Durch die Verwendung einer sehr dünnen Nadel treten dabei kaum Schmerzen auf. Die Erektion tritt nach ungefähr 10 Minuten ein.
Es gibt auch die Möglichkeit, selbigen Wirkstoff in Form einer Mini-Tablette mit einem Applikator in die Harnröhre einzuführen. Dadurch wird das für viele Männer gefühlsmäßig so schwierige Spritzen vermieden. Allerdings ist die Erfolgsrate geringer als bei der SKAT-Anwendung und es dauert länger (ca. 20 Minuten) bis die Wirkung eintritt.

Mechanische Hilfsmittel

Vakuum-Erektionshilfe (andere Bezeichnungen: Vakuumpumpe, Vakuumsaugpumpe)

Der Penis wird in einen durchsichtigen Plastikzylinder gesteckt, in dem dann mit einer kleinen Hand- oder Elektro-Pumpe ein Unterdruck erzeugt wird. Dadurch fließt Blut in die Schwellkörper. Sobald eine ausreichende Steifheit vorliegt, wird mit einem Penisring der Abfluss des Blutes aus den Schwellkörpern verhindert.

Penisringe (in jedem Sex-Shop erhältlich)

Ist auf natürlichem Weg noch eine ausreichende anfängliche Erektion möglich, so kann mit einem über den noch nicht völlig erigierten Penis bis zur Peniswurzel gestreiften Penisring die Erektion verbessert und erhalten werden.

Penisringe gibt es mit unterschiedlichem Durchmesser. Es muss ein der persönlichen Anatomie entsprechendes Exemplar ausgewählt werden. Penisringe dürfen nicht länger als 30 Minuten getragen werden. Also bitte nicht mit dem Penisring einschlafen!

Hormontherapie

Bei Testosteronmangel kann Testosteron eingenommen, gespritzt, als Pflaster auf die Haut geklebt oder als Gel in die Haut eingerieben werden.

Chirurgische Eingriffe

Gefäßoperationen

(bei mangelhaftem Blutzufluss in die Schwellkörper oder zu schnellem Abfluss) werden heute nur noch in seltenen Fällen ausgeführt, da die Erfolgsrate nicht sehr hoch ist.

Schwellkörper-Implantat

Ein Schwellkörper-Implantat kann in vielen Fällen von schweren Erektionsstörungen helfen. Allerdings werden beim Einsetzen des Implantats große Teile der Schwellkörper zerstört. Die Operation kann nicht mehr rückgängig gemacht werden und sollte daher nur in Frage kommen, wenn alle anderen Mittel entweder nicht in Frage kommen oder versagt haben.

Behandlung psychischer Ursachen

Psychische Faktoren spielen eine große Rolle bei Erektionsproblemen, denn auch eine ursprünglich rein organisch verursachte erektile Dysfunktion führt fast immer zu psychischen Problemen wie beispielsweise eine Beeinträchtigung des Selbstwertgefühls, Versagensangst und Depressionen, die ihrerseits die Erektionsstörung verstärken und aufrecht erhalten können. Um wieder eine befriedigende Sexualität erleben zu können, dürfen diese Probleme nicht ignoriert werden. Allerdings bedarf nicht jedes psychische Problem gleich einer intensiven Psychotherapie.

Unkonventionelle Therapiemöglichkeiten

Es gibt eine ganze Reihe von weiteren Behandlungsmöglichkeiten, zum Beispiel Beckenbodengymnastik, sowie Elektrostimulation der Beckenboden- und Schwellkörper-Muskulatur.

Mehrere Studien haben die Wirksamkeit von Beckenbodentraining bei Erektionsstörungen belegt.

Pflanzliche ("natürliche") Mittel

Es gibt eine ganze Reihe von pflanzlichen Mitteln, denen eine positive Wirkung auf die Potenz nachgesagt wird. Allerdings muss man beachten, dass "natürliche" Mittel keinesfalls immer ungefährlich sind. Entgegen der landläufigen Meinung können auch diese Mittel schwerwiegende Nebenwirkungen und bedrohliche Wechselwirkungen mit anderen Medikamenten haben.

(Quelle: impotenz-selbsthilfe.de)

Die Wahl der verschiedenen Behandlungsmöglichkeiten solltet ihr möglichst gemeinsam erörtern und euch daraufhin zusammen auf eine für beide akzeptable Lösung entscheiden.

Viagra, Levitra, Cialis und Co

Ebenso wie die Pille für die Frau stellen inzwischen Potenzmittel für den Mann, vor allem Viagra, Levitra und Cialis eine neue und erfolgreiche sexuelle Revolution dar!

Die Wirkung ist bis ins hohe Alter gegeben. Sie wirken bei 70-80% aller Männer zufriedenstellend. Bedingt durch Einnahmefehler kann allerdings die Wirkung ausbleiben. Es gibt auch sogenannte "Non Responder", bei denen diese Mittel nicht wirken.

Die Wirkungsweise der drei Potenzmittel ist identisch, jedoch ist die Wirkungszeit unterschiedlich und kann z.B. bei Cialis über 24 Stunden betragen.

Viele Männer geben auf, wenn eines der Präparate nicht so hilft, wie erhofft!

Eine Wirkungsweise kann jedoch jeder Mann nur im Selbsttest feststellen.

Manche Tabletten wirken bei dem Einen schneller und intensiver, bei einem Anderen weniger stark.

Ohne Libido und sexueller Stimulation wirkt jedoch keines dieser Potenzmittel.

Aufgrund der sicheren Wirkungsweise der PDE- Hemmer werden diese jedoch immer zunehmender von jungen Männern, die keinerlei Erektionsprobleme haben, als Wellness-, und "Lifestyledroge" genutzt.

Das Motto "Stärker, Härter, Länger" in ihrer Leistungsfähigkeit dominiert zunehmend an den Vergleichen angeblich potenterer Altersgenossen.

PDE-Hemmer haben einen Generationenwechsel ausgelöst, aber als Partydroge waren sie nicht gedacht, auch wenn sich die Industrie heute darüber freut!

Teil 2: Der psychologische Bereich

Das Gefühlschaos im Kopf des Mannes

Warum der Penis Potenz, Macht und Statussymbol signalisiert

Kennt ihr Männergespräche in geselliger Runde, wenn sie meinen ganz unter sich zu sein? Ward ihr an Karneval mal auf einer "Herrensitzung" oder vielleicht Sonntagnachmittag im Vereinsheim vom FC Pusemuckel, drei Stunden nach Spielschluss des verlorenen Fußballspiels der "Alt-Herren-Mannschaft"?

Na also, dann wisst ihr, was für grandiose Themen selbst Männer höchsten Niveaus in ihrer Stammtischrunde zum Besten geben. Der *"impotente Schiri"* ist wohl das harmloseste an Wortwahl, was da so zu Hören ist. Thema Nummer eins sind dreckige Witze über Frauen und natürlich, wer von allen am längsten mit der männergeilsten, nimmersattesten und liebestollsten Frau in der Kiste lag. Alkohol benebelt den Verstand zusätzlich.

Dass jeder Zweite dieser Männer gelegentlich unter Erektionsstörungen leidet und 15,2 Prozent sogar unter einer medizinisch diagnostizierten ED, erwähnen die potenten Knaben der Schöpfung nicht. Dennoch glaubt wohl keiner so richtig an das Geschwätz der anderen, aber jeder prahlt und grölt lauthals mit.

Die schlimmsten Angst- und Horrorwörter eines Mannes heißen:
Arbeitslosigkeit, Scheidung und Erektile Dysfunktion!

Männer müssen Männlichkeit beweisen!

Man nennt unsere Partner nicht umsonst das starke Geschlecht.

Sie sind standfest und haben Manneskraft.

Bereits bei Adam und Eva fing es an. Zwar hatte Eva ihn mit List und Tücke schamlos verführt, was auch manchen Frauen von heute nicht fremd geblieben ist, dennoch wäre die Menschheit nicht durch Adams Sperma entstanden. Ohne Penis gäbe es keine Fortpflanzung. Gut, wir haben unsere Vagina, aber wir sind nur an einigen Tagen in der Lage schwanger zu werden.

Männer haben die Macht täglich Kinder zu zeugen, wann immer sie wollen. Darauf sind sie zumindest im Unterbewussten stolz. Ebenso besitzen sie die Fähigkeit, uns sexuell zufrieden stellen und befriedigen zu können.

Der erigierte Penis ist für beide Partner sichtbar und eine Ejakulation ist auch nicht zu verheimlichen!
Frauen haben ein leichteres Spiel, sexuelle Flops ihres Körpers zu verheimlichen!

Das wussten wir schon vor "Harry und Sally".

Und vom *"Penisneid"* haben wir ja nun alle schon gehört. Das Geschlechtsteil unseres Partners bedeutet für ihn also Macht, Selbstbestätigung und die Identifizierung mit seiner Männlichkeit.

Manche Spezies demonstrieren uns Frauen das, was sie in der Hose haben, stolz in hautengen Hosen. Man sieht auf den ersten Blick, ob sie "Rechts-, oder Linksträger" sind.

Andere trampeln breitbeinig im Cowboyschritt daher und, wenn´s ganz geschmacklos werden soll, fassen sie sich provozierend wie Michael Jackson in den Schritt. Andere Mannsbilder präsentieren ihren Body im Muskelshirt und Joggingschuhen, selbst, wenn sie eine Muckibude noch nie von Innen gesehen haben.

Männer werden zum Mann erzogen

Kommt ein strammer Stammhalter zur Welt ist er der Stolz einer glücklichen Mutter, meist etlicher entzückter Tanten, Onkel und natürlich des potenten Vaters, der in der Lage war einen Sohn zu zeugen, denn das Geschlecht hat sein Sperma bestimmt. In vielen Ländern werden heutzutage noch weibliche Babys zur Adoption freigegeben, da sie, außer Kosten für die Aussteuer, kein Geld in die Familie einbringen.

Nun haben wir uns also in ein für uns besonderes Exemplar der Gattung Mann verliebt und hoffen keine *"Mogelpackung"* an Land gezogen zu haben.

Aber was erwarten wir von diesem Wunder der Natur?

Unsere weibliche Erwartungshaltung an einem Mann beinhaltet:

- Emotionale Sicherheit
- Dass er uns Schutz gibt
- Dass er uns ein gemütliches Nest baut
- Dass er uns finanzielle Sicherheit bietet
- Dass er Kinder möchte, zeugt und liebt
- Dass er Rücksicht und Verständnis für unsere Gefühle hat
- Dass er treu ist
- Dass er Nähe und Zärtlichkeit spendet
- Dass er uns Gefühle und Sorgen offen anvertraut
- Dass er uns zuhört, wenn wir reden
- Dass er Reparaturen geschickt ausführt
- Dass er den Rasen mäht, die Wasserkästen schleppt
- Dass er nie vergisst uns pausenlos zu loben

... und dass er uns eine schöne Sexualität bietet.

Ganz schön viel verlangt von einem Menschen, nur weil er uns um ein Chromosom und ein paar Prozenten an Testosteron in der Evolution voraus war. Aber er hat da was, was wir nicht haben und auf den kleinen Pipimann waren schon die Eltern stolz wie Harry. Was kann der arme Kerl dafür, dass er sich im Erwachsenenleben an Phallusstatuen ergötzt, sich vergleicht und schon im jüngsten Teeniealter den Zentimeterstab anlegt, um die Länge seines ergierten Prachtstücks zu messen und wie in alten Zeiten in der "Bravo" nachzulesen, ob das gemessene Resultat auch lang genug ist?

Habt ihr Söhne? - Dann wisst ihr wovon ich rede!

Der arme Kerl steht also seit seiner Geburt unter dem Druck seinen Mann *zu stehen.*

Bereits im jüngsten Kindesalter soll er Cowboy und Indianer spielen, sich für Fußball, Eishockey, oder Boxen interessieren, und sich nur ja nicht zum W*eichei, Schlappschwanz* oder *Müttersöhnchen* entwickeln. Er soll lernen Stärke und Verantwortung zu tragen und zu zeigen. Spätestens bei der Bundeswehr wird der Jüngling und wohlbehütete Lausbub zum echten und Mann erzogen. Schwäche passt nicht in das gesellschaftliche Bild eines wahren "Mannsbilds".

Aber er hat auch seinen Spaß daran. In der Steinzeit war der Mann Jäger, sorgte für genügend Nachwuchs, Essen und ein gemütliches Nest, während die Frau fürs

Kochen, die Kinder, die Wäsche und für den Sexwillen, wenn´s dem Mann gefiel, zuständig war. Diese Gene tragen wir in uns!

Gesunde, vor allem junge Männer im besten Alter, können tatsächlich fast immer und haben auch eigentlich immer Lust. Der Mythos, dass sie 13 mal am Tag an Sex denken, erscheint mir etwas zu weit gegriffen, dennoch haben die meisten Männer ein anderes Verhältnis zum Sex, als Frauen.

Sie verbinden ihn nicht unbedingt mit großen Gefühlen. Manche gehen, wenn sie Lust haben, ihrem Trieb und ihrer spontanen Libido nach, holen sich ihre Befriedigung und verzichten auf großartige Knuddeleien und Nachspiele im Anschluss an den Akt, wenn sie nicht lieben.

Es liegt in der Natur des Mannes seine Aufgabe mit der Ejakulation erfüllt und die Frau befriedigt zu haben.

Frauen ticken anders.

Es liegt nicht an der Libido der Frau, aber die meisten Frauen verbinden Sex mit Gefühlen, Kuscheln, Zärtlichkeiten, Nachspiel und der Seligkeit im Arm des Mannes das schöne Erlebnis ausklingen zu lassen.

Männer, die Nähe eher ablehnen, tun sich da schwer. Während der Körper einer Frau nach dem Akt noch "nachglüht" und wir die Wärme seines Glieds, die körperliche Reizung unserer inneren Genitalien und vielleicht sogar noch letzte Kontraktionen der Gebärmutter genießen, ist für einen Mann nach der Ejakulation, seinem Höhepunkt, jede körperliche Nachempfindung vorbei.

Für Männer, die somit nur ihre Lust befriedigen wollen, ist nach dem Akt somit quasi ihre "Aufgabe" erledigt - der Rest ist teilweise nur noch eine nette Geste für die Partnerin.

Die Scheu der Männer vor dem Arztbesuch

Männer unterscheiden sich darin mit Krankheiten umzugehen. Die einen leiden still vor sich hin und machen ihre Erkrankung mit sich alleine aus, jammern nicht und demonstrieren den Indianer, der keinen Schmerz kennt.

Andere legen sich beim kleinsten Schnupfen wimmernd mit der Heizdecke ins Bett und stöhnen, als lägen sie in den letzten Presswehen. Die meisten Männer haben in ihrer Kindheit gelernt, *dass Krankheit als persönliche Schwäche gewertet wird.*
Und wer ist schon gerne schwach!

Dennoch gehen sie, wenn rezeptfreie Medikamente und Hausmittelchen längerfristig keine Besserung der Beschwerden ermöglichen, zum Arzt. Schon alleine deshalb, weil Männer im Allgemeinen einen gewissen Hang zur *Hypochondrie* besitzen. Sie durchforsten das halbe Internet und sämtliche heimische Lexika nach möglichen Diagnosen, die ihre Symptome und ihr Krankheitsbild erklären könnten.

Plagt sie eine schwere Grippe, ein Durchfallvirus, oder schmerzt der Magen, gehen sie zum Hausarzt oder Internisten. Schmerzt das Knie oder die Wirbelsäule machen sie sich auf zum Orthopäden.

...aber zum Urologen ???

Frauen gehen zum Frauenarzt.
Wir sind das gewohnt. Ob wir uns um Verhütung kümmern, schwanger sind, uns einen lästigen Scheidenpilz gefangen haben, zur Krebsvorsorge gehen, oder in den Wechseljahren stecken. Wir sind es gewohnt vertrauensvoll über Intimes mit Ärzten zu sprechen.

Männer ab 45 Jahren gehen, wenn sie gesundheitsbewusst sind, einmal jährlich zur Krebsvorsorge. Die Kosten trägt die Krankenkasse. Frauen nehmen diese Vorsorgemöglichkeit jedoch *vier Mal häufiger* als Männer wahr.
Männer werden im Rahmen dieser Untersuchung vom Arzt auf ihr Erektionsvermögen angesprochen.

Eigentlich eine tolle Gelegenheit ihre Probleme anzusprechen! Aber die meisten schildern ihre Potenzbeschwerden nicht. Über Intimbeschwerden zu reden fällt ihnen unsagbar schwer.

Die meisten Männer vertrauen sich erst nach 1½ bis 2 Jahren einem Arzt an!
Nur 20 % begeben sich freiwillig in Behandlung!
Diese Zahlen sind erschreckend, da, bei ca. 50 bis 70 Prozent aller ED - Erkrankungen eine körperliche Ursache vorliegt! Je früher sie erkannt wird, desto besser!

Männer suchen die Ursachen erst einmal selbst

Männer informieren sich schon nach den kleinsten Potenzproblemchen (meist im Internet) über Impotenz und ED.

Zuerst einmal wollen sie wissen, ob ihre Beschwerden überhaupt auf diese "Horrordiagnose" zutreffen können. Identifizieren sie sich mit den geschilderten Befunden, werden sie meist schnell den "Selbsttest" auf einer Internetseite finden und sich die gestellten Fragen beantworten
(Siehe "Kölner Studie" in Teil1).

Nun suchen sie natürlich nach Ursachen für ihre Erektionsprobleme. Die meisten Frauen berichten, dass ihre Männer plötzlich cholesterinarme Speisen bevorzugen, um "abzunehmen". Sie reduzieren ihren Alkohol-, und Nikotinkonsum und entdecken Sportausübungen völlig neu für sich.

Es ist zwar erfreulich, dass euer Partner mal endlich etwas mehr auf seine Gesundheit achtet und es hat sogar den positiven Nebeneffekt, dass mancher Rettungsring um die Hüften schwindet, *aber zur Abklärung der Ursachen sollte ein Arzt konsultiert werden!*

Allerdings ist vielen diesen betroffenen Männern bereits durch Ernährungsumstellung, Gewichtsreduktion und Sport geholfen ihre ED bald als geheilt betrachten zu können.

Und Sport erhöht die körpereigene Produktion des männlichen Sexualhormons Testosteron, das eine große Rolle für die Potenz einnimmt.
(siehe "Testosteron" in Teil 1)

Erklärt euren Partnern, dass ihr euch Sorgen um seine Gesundheit macht!
Seine Gesundheit ist wichtiger als die Potenz an sich!

Nach einer Studie der Universität Bristol sind Männer erwiesenermaßen umso glücklicher, je mehr Sex sie haben. Hierzu wurde der gesundheitliche Zustand von etwa tausend männlichen Probanden mit der Häufigkeit ihres Geschlechtsverkehrs in einem Zeitraum von etwa zehn Jahren verglichen. Sexmuffel zeigten dabei eine gegenüber den sexuell aktiven Probanden teilweise doppelt so hohe Sterbewahrscheinlichkeit.

Somit versucht alles, damit eure Männer ihre Sprachlosigkeit überwinden! Wenn eure Partner dann ärztliche Hilfe in Anspruch nehmen, müssen sie ihre Beschwerden schildern und der Arzt wird die nötigen Untersuchungen einleiten, um die Ursache für die ED zu finden und sie ihm erklären.

Versprechen eure Partner einen Arzt aufzusuchen, besteht darauf, dass er dieses Vorhaben auch baldigst in die Tat umsetzt. Wenn er euch zeitlich hinhält, setzt ihm ansonsten eine Frist! Es gibt Männer, die schieben einen Arzttermin in die fernste Zukunft und entwickeln stets neue Ausreden, um sich davor zu drücken.

Der Teufelskreis der Angst, und wie er sich erklärt

Eine erektile Dysfunktion entwickelt sich nicht von heute auf morgen. Sie kommt schleichend, und wir Frauen bemerken sie normalerweise erst weitaus später, als unsere Partner die ersten Anzeichen zu spüren vermögen.

Wir registrieren zwar, dass es mal klappt, dann wieder nicht, dann klappt's irgendwann immer weniger und schlechter, bis sich am Ende so gut wie gar keine Erektion mehr einstellt. Obwohl wir anfangs zwar bemerken, dass die Erektion nicht mehr so stark, wie gewohnt verläuft, ein Koitus jedoch oftmals noch möglich ist, schenken wir dem Problem noch nicht so viel tiefgründige Beachtung.

Dass es unserem Partner zunehmend schwerer fällt über einen längeren Zeitraum mit uns zu schlafen, und er sich bemühen muss seine Erektion aufrecht zu erhalten, um den Beischlaf so lange wie möglich zu erleben, um beiderseitige Lust zu befriedigen und zum Orgasmus zu kommen, dass er Stellungen bevorzugt, wo er am Tiefsten in uns eindringen kann, werten wir zu diesem Zeitpunkt meist erst einmal als *Ausrutscher*.

Wir denken an Stress im Job, Zank in der Beziehung, oder sonst was. Außerdem war´s doch trotzdem schön für uns!

Männer wissen zu diesem Zeitpunkt oft, dass sie ihrem *"besten Stück"* nicht mehr grenzenlos vertrauen können, obwohl auch sie anfangs, wenn die Erektion ab und dann nicht mehr so wie gewohnt funktioniert, nicht direkt verzweifeln und die Ursachen ebenfalls in äußeren Einflüssen suchen.

> *Erst, wenn innerhalb eines Zeitraums von bis zu 7 Monaten - manche Mediziner sprechen bereits schon von 3 Monaten - 70 % aller sexuellen Versuche eine zufriedenstellende Erektion zu erlangen, und erhalten zu können, um einen Koitus zu ermöglichen, fehlschlagen, spricht die Medizin von einer sicher diagnostizierten und behandlungsbedürftigen Erektilen Dysfunktion.*

Nehmen die Probleme zu, testen die meisten Männer ihre Potenz, wenn sie über einen längeren Zeitraum hinweg nachlässt, an sich selbst aus und masturbieren. (Ihr testet doch auch erst den Herd, bevor ihr einen Handwerker ruft).

Hat ein Mann erst einmal mit Sicherheit registriert, dass seine Erektionsfähigkeit nur noch eingeschränkt funktioniert, bringt er beim Sex Versagensängste und Schamgefühle mit ins heimische Bettenlager.

Er verliert das Sich-Fallen-Lassen und setzt sich innerlich unter Druck und Erfolgszwang. Seine gesamte Konzentration gilt der Beobachtung seiner Erektion und mit dieser Angst im Nacken wird der Erfolg nicht besser. Der Sex wird immer mehr kopfgesteuert und der emotionale Druck: *"Diesmal muss es klappen!"* lässt keinen lockeren Sex mehr zu.

Unter diesem Druck sind weitere "Schlappen" vorprogrammiert, Sein sexuelles Selbstvertrauen sinkt in den Keller und Leidenschaft und Sinnlichkeit weichen der Versagensangst.

Die Negativerlebnisse und Ergebnisse häufen sich und unser Partner resigniert. Masturbiert er, klappt's teilweise, weil der Druck sich vor der Partnerin zu blamieren in diesen Fällen nicht vorhanden ist. Dennoch lässt die Erektion auch bei der Selbstbefriedigung meist zu wünschen übrig.

Und Onanie ist auch nur eine Ersatzbefriedigung, die eine völlig andere Art von Sex bedeutet. Das kennt und wisst ihr von euch selbst!

Dennoch ist sowohl eine Ejakulation, als auch ein befriedigender Orgasmus des Mannes ohne Erektion und ohne Penetration möglich. Dennoch ist es den meisten Männern oft aus Scham viel zu peinlich, sich dem gemeinsamen Sex mit der Partnerin ohne Erektion hinzugeben.

Desto häufiger sich sexuelle Stimulationen und Koitusversuche beim gemeinsamen Sex als Flop und missratene Erlebnisse erweisen, desto weniger hat unser Partner Lust auf neue Versuche. Seine Annäherungen werden immer rarer - unsere lehnt er weitgehend ab.

Seine Gedanken drehen sich nur noch um die Furcht, dass seine nächsten Versuche wieder scheitern, beide deprimiert sind und alle Hoffnungen und Erwartungen aufs Neue nicht erfüllt werden.

Er entwickelt einen *Phallozentrismus*, das heißt euer Partner konzentriert sich fast ausschließlich auf das Gelingen seiner Penetration. Die nächste "Schlappe" ist unter diesem Druck vorhersehbar.

Um diese Abwärtsspirale so schnell wie möglich zu durchbrechen, helfen nur offene Gespräche und eine ärztliche Untersuchung. Eine ED sollte eine Krise bleiben, und sich nicht zu einem Dauerzustand entwickeln.

Um so schneller euer Partner wieder eine befriedigende Erektion erlangen kann, desto eher stellt sich auch sein sexuelles Selbstwertgefühl und die Sicherheit nicht zu versagen, wieder ein.

Die Verantwortung für funktionierenden Sex sucht er bei sich!
Und dem ist ja auch leider so. Was würde er dafür geben diese Erkrankung ausradieren zu können - sie zu akzeptieren und anzunehmen dauert lange.

Männer suchen, ebenso wie wir Partnerinnen, die Gründe zuerst in anderen Faktoren wie Stress, falscher Ernährung, zu wenig Sport, Alltagstrott im Bett und im Laufe der Zeit eingeschlafener Libido und Langeweile im jahrelang eingespielten Sexualleben.

Oftmals versuchen sie sich zwangsweise zu überwinden uns sexuell den Gefallen zu tun, mit uns schlafen zu wollen, um unsere Meckerei, "dass das letzte Mal doch schon so lange her ist", ruhigzustellen. Meist geht dieser Sex dann ebenfalls völlig in die Hose, weil er noch nicht mal Lust verspürt - und ohne Lust kann beim besten

Willen gar nichts gelingen.

Sex aus "Pflichterfüllung" ist für beide Partner weder prickelnd, noch befriedigend.

(Bitte lest, wie kopfgesteuert eine Erektion ist, in Teil 1)

Nicht nur wir Frauen merken uns inzwischen den Zeitpunkt des letzten Verkehrs. Nein unsere Partner tun das auch. Aber meist mit negativer Erinnerung!

Aber glaubt nicht, sie hätten nie Lust!

Sie haben öfter Lust, als ihr denkt, aber sie haben *"Versagensangst"*.

Ihr Selbstvertrauen ist durch das mangelhafte Vertrauen in ihre Erektionsfähigkeit stark beeinträchtigt.

Alle Männer, die mir in ihren offenen Gesprächen von ihren Erektionsproblemen berichteten, gaben ausnahmslos zu, sich "heimlich" mehr oder weniger oft, allerdings regelmäßig, selbst zu befriedigen, manche guckten dabei Pornos.

Dies erschien mir in gewissem Sinne als *Doppelmoral.*

Obwohl sie ihre Libido nicht verloren hatten und auf Sex keineswegs verzichten wollten, sperrten sie sich meist dagegen, offen mit ihrer Partnerin und einem Arzt darüber zu sprechen. Alle empfanden Sex mit einer Partnerin jedoch als weitaus schöner, als die Masturbation. Da sie jedoch auch trotz eines schlaffen Penis zum Orgasmus kommen konnten, beschrieben sie das Onanieren als einzigen Weg ihre Sexualität weiterhin zu genießen und auszuüben.

> *Kein Mann, der sich in seinen Berichten äußerte, hatte seine Lust auf Sex verloren.*
> *Sie haben ihre Erektionsfähigkeit verloren, nicht ihre Libido!*
> *Nur 2 Prozent aller Männer unter 75 Jahren haben die Lust am Sex verloren!*

Wir Frauen stehen dem Problem ohnmächtig gegenüber. Hilfestellung können wir geben, handeln muss unser Partner! Wenn er die Situation ignoriert und nicht handeln will, ist all unsere Liebesmüh vergeblich.

Er muss verstehen können, dass seine Erektionsprobleme keine Schwäche der Männlichkeit sind, sondern lediglich eine Krankheit, die durchaus heilbar ist.

> *Gesund - Lieben können wir ihn nicht!*

Er vermeidet jede Art von Nähe

(... tut euer Partner das nicht, freut euch und überspringt das Kapitel, ihr Glücklichen).

Viele Männer vermeiden aufgrund ihrer Erektionsstörung krampfhaft jegliche Nähe zur Partnerin aus reiner Angst vor sexuellen Versagen und schotten sich aus Selbstschutz ab. Bettgeflüster lassen sie nicht mehr aufkommen. Sie suchen tausend Tricks um Annäherungen eurerseits zu vermeiden.

Es beginnt damit, dass er sich abends gerne todmüde stellt und ganz früh einschlafen will. Glaubt nicht, dass er schläft, wenn er euch den Rücken zudreht. Er ist meist hellwach. Das merkt ihr schon alleine daran, dass sein Körper oftmals in Abwehrhaltung neben Euch liegt, wenn ihr den Versuch unternehmt euch anzukuscheln. Ihm sträuben sich die Nackenhaare. Er weiß, dass jedes von euch angestrebte Kuscheln eine Erwartung und Aufforderung zu sexuellen Handlungen sein könnte, und das vermeidet er aus Angst zu versagen.

An manchen Abenden kommt er zu spätester Stunde auf die glorreiche Idee, noch irgendeinen völlig unsinnigen Film bis spät in die Nacht zu gucken und schläft, kaum seid ihr halb eingedöst, mit der Fernbedienung in der Hand tief und fest ein.

Bei Sexszenen im Fernsehen wird sofort das Programm gewechselt, selbst, wenn´s ein harmloser Krimi ist, oder er geht für Minuten aufs Klöchen oder ein Bier holen.

Er meidet jede Filmszene, selbst Sketche, die auch nur im Entferntesten mit Sex zu tun haben.

Sex Sonntagsmorgens geht auch meist nicht, weil er nachts schlecht geschlafen hat und noch ein bisschen dösen will, während ihr frustriert das Frühstück macht. Aber er schläft nicht, er starrt verzweifelt die Decke an und fragt sich, wie das Alles weitergehen soll.

Eine andere Vermeidungsstrategie ist es, aus den banalsten Gründen vor oder nach dem Zubettgehen einen völlig unsinnigen Streit zu suchen, damit das Thema Bettgeflüster erst gar nicht aufkommt.

Kaum ein Mann, der seine Partnerin liebt und sich der Beziehungskrise bewusst ist, dürfte unbeteiligt und ruhig neben ihr einschlafen, während sie weint und leidet. Knuddeln, Schmusen, mal eben in den Arm nehmen, durchs offene Hemd sein

Brusthaar kraulen? Tja, das war mal. Ein Mann mit ED wendet sich meist ab. Selbst bei Tag, mitten im alltäglichen Zusammenleben.

Nähe an öffentlichen Orten und Händchenhalten lassen manche Männer zu, das ist unverfänglich, Händchen, die wandern könnten sind ihm aber eher zu gefährlich. Er hat Angst, ihr wollt mehr und, da Nähe nun mal Bindeglied einer Beziehung ist, wirkt seine Abwehr schlicht wie Schwefelsäure in der Partnerschaft.

Kuschelfaktor Null

Fast alle Frauen reagieren in solchen Momenten gleich. Desto mehr Nähe der Partner entzieht, umso mehr Nähe ersehnen wir. Wir klammern und jammern, was zur Folge hat, dass der Partner sich uns noch mehr entzieht.

Es ist nicht so, dass er uns nicht mehr liebt, sondern weil er mit der Zeit gelernt hat, dass ihn dieser Abstand vor Annäherung schützt.

Irgendwann liegen wir Frauen nur noch verzweifelt neben ihm im Bett und weinen nächtelang bitterste Tränen ins Kissen. Aber unser Partner tröstet uns noch nicht mal. Er reagiert gar nicht, oder bittet uns die blöde Heulerei, der er hilflos und mit schlechtestem Gewissen ausgeliefert ist, einzustellen.

Aber glaubt mir, alle Männer leiden in gleichem Maße wie wir, sie zeigen und sagen es uns nur nicht.

Auch eure Männer weinen - nur die wenigsten vor euch!

Ihr Rückzug ist reiner Selbstschutz und Selbstschutz bedeutet Angst.

Sein Entzug von Nähe ist Selbstschutz - nicht mangelnde Liebe!

So gut wie alle Frauen, die in den Foren ihre Emotionen schilderten, berichteten mit der ED an sich durchaus leben zu können, aber nicht mit dem Entzug von Nähe und Zärtlichkeiten.

Die Partnerschaft entsprach nicht mehr ihren emotionalen Grundbedürfnissen.

Warum viele Männer nicht reden wollen

Was Männern die Top-Kondition und immer während Verlässlichkeit der Funktion ihres *"besten Stücks"* bedeutet, habe ich euch bereits in den vorherigen Kapiteln beschrieben. Das *"starke Geschlecht"* an unserer Seite hat es schon mit sich selbst schwer genug und in stillen Stunden verdrückt auch der stärkste Macho bittere Tränen über den Verlust seiner Potenz. Er denkt kein *"echter Kerl"* mehr zu sein.

Am liebsten will er das, wenn schon das Schicksal ihn so strafen muss, *mit sich ganz allein ausmachen* und es vor der ganzen Welt verschweigen.

Die Angst, ihr könntet "sein" Problem euren Freundinnen anvertrauen, und er macht sich zum Gespött aller Leute, liegt ihm mehr als schwer im Magen. Also, umso weniger ihr wisst, desto weniger könnt ihr weitertratschen.

Und umso weniger ihr wisst, desto weniger könnt ihr ihn mit lästigen Fragen quälen, die er euch nicht beantworten will. Ihr dürft niemals vergessen, er ist euch und euren Fragen hilflos ausgeliefert und muss sein Innerstes nach Außen kehren. Wer tut das gerne? Obwohl er weiß, dass ihn keine Schuld trifft, ist ihm jedes Gespräch ein Dorn im Auge.

Abgesehen davon äußern sich Männer von Natur aus ungern über ihre Gefühle und Ängste.

Wem soll sich euer Partner anvertrauen? Wir Frauen bereden unsere sexuellen Probleme mit der besten Freundin, weil sie sich mit uns identifizieren kann. Hemmungen bei solchen Gesprächsthemen kennen Frauen weitaus weniger, als Männer.

Auch, wenn eure Partner wissen, dass ihr euch nicht wie die Frauen in den Serien "Sex-and-the-City" oder "Desperate Housewifes" verhaltet!

Männer ticken anders. Männer können vor ihren Kumpels prahlen und sich hochjubeln und gerne beneiden lassen. Aber Impotenz, die größte Schwäche, die ein Mann nur haben kann, beichten und sich anvertrauen? Sich der Lächerlichkeit preisgeben, Männerstolz und das Selbstbild des starken Mannes verlieren?

Das wollen und können sie nicht so ohne weiteres.

Zynismus : Selbstschutz und Schuldzuweisung

Männer, die sich ihren sexuellen Anforderungen und Erwartungen an sich selbst und ihre Partnerin nicht mehr gewachsen sehen , ihnen hilflos gegenüber stehen und sich machtlos über ihren Körper fühlen, reagieren sehr oft zynisch, um ihrer persönlichen Scham zu entrinnen.

Sie machen ihre Ideale, das was andere Männer "Leisten" könnten, aber sie selbst nicht mehr realisieren können, lächerlich und stellen sie mittels bissiger Bemerkungen aus Selbstschutz negativ dar.

Es liegt an selbsterzwungenen Vergleichen und der Lücke zwischen dem, was sein kann und war, aber nicht mehr so funktioniert, wie man(n) es sich vorstellt.

Das Gefühl der eigenen "Wertlosigkeit" und der Umgang mit Schwächen, die man weder sich selbst, erst recht nicht vor der Partnerin eingestehen will, verweigert man sich aus einem "Nicht- Wahrhaben, Nicht- Annehmen und Nicht –Akzeptieren" wollen.

Am meisten leiden Männer, die im sonstigen Privat-, und Berufsleben immer erfolgreich, zielstrebig und pflichtbewusst sind. Mitmenschlich fleißige Männer, strebsam, solidarisch und ordentlich, die aber trotz aller positiven Eigenschaften das Gefühl der Wertlosigkeit entwickeln.

Gefährlich wird es, wenn man wie versteinert ist.

Aber kein Mann ist eine Maschine, auch wenn er es gerne wäre!

Und keine liebende Frau erwartet das!

Da werden oft die besten Freunde plötzlich als minderwertig betitelt, ohne, dass es einen Grund gibt.

Schweigen ist Grausamkeit

Die meisten unserer Partner hüllen sich in Schweigen. Sprechen wir sie auf die Problematik an, reden wir gegen eine Wand. Ihr Desinteresse erweckt in uns das Gefühl, dass wir und die Partnerschaft ihnen völlig gleichgültig sind und sie unsere Probleme nicht ernst nehmen.

Und, dass sie uns "wie Luft behandeln".

Schweigen, auch wenn die Gründe lediglich durch Hilflosigkeit, Scham und Feigheit begründet sind, bringt uns keinen Schritt weiter und macht uns hilflos.

Wenn unser Partner durch seine Sprachlosigkeit *Macht demonstriert*, indem er uns eiskalt auflaufen lässt und unsere Sorgen ignoriert, macht er *uns machtlos*.

Trotz unserer Offensive drückt er uns somit in die Defensive, indem er wie ein *Bremsklotz* jeden erhofften Dialog zum Monolog werden lässt und sich mit kaum einem Ton zum Thema äußert.

Sein Schweigen suggeriert uns Ignoranz und Gleichgültigkeit, sowie den vermittelten gedanklichen Ausdruck: *"Rede, was Du willst, ich hör Dir sowieso nicht zu!"*, oder *"Dein Geschwätz geht mir am A..... vorbei"*.

Seine Sprachlosigkeit empfinden wir als lähmend, demütigend, würde- und respektlos.

Wir fühlen uns leer, ungeliebt, übergangen und unverstanden.

Aber:

Welcher Mann outet sich freiwillig als "Schlappschwanz"?

Hat euer Partner seine sozialen Kontakte eingegrenzt?

Geht er nicht mehr mit zu Partys und anderen Einladungen oder Spieleabenden im Freundeskreis? Kritisiert er sämtliche Freunde, die er früher gerne mochte? Meidet er Familienfeiern?

Sehr viele Frauen berichteten das!

Die meisten Männer grenzen sich, wenn sie zu offenen Gesprächen und Möglichkeiten einer Lösungssuche nicht bereit sind, aus Unternehmungen im Freundeskreis aus. Familienfeiern werden ebenso gemieden, wie das gewohnte Schwätzchen mit dem Nachbarn. Desto umfangreicher und vertrauter euer gemeinsamer Freundeskreis, der einst von ihm so gerne gesehenen und gemochten Bekannten ist, umso mehr wird sich euer Partner vor solchen Zusammentreffen drücken. Sollten sich eure engeren Bekanntschaften sogar in seinem beruflichen Umfeld gefestigt haben, wissen eure Männer schon erst recht nicht, wie sie den guten Freunden entgegentreten sollen. Das kann manchmal sogar zu Problemen am Arbeitsplatz führen. Woher sollen eure Freunde, oder seine Arbeitskollegen den Grund seiner ungewohnten Distanz erahnen?

> *Viele Männer haben einfach nur Angst, dass seine ED im gesamten Freundeskreis und innerhalb der Familie bekannt ist!*
> *Diese selbst erzwungene Isolation macht euren Partner keineswegs glücklich. Er leidet unter dem Verlust der Sozialkontakte!*

Pressemitteilungen sind brutal

Keine von Euch wird der Verlockung widerstanden haben die neuesten Umfrageergebnisse, wie oft ein Paar wöchentlich, monatlich, oder jährlich Sex hat, in irgendeiner Form an den Mann eurer Sehnsucht zu bringen, wenn ihr sie irgendwo mit staunenden Augen in der Presse entdeckt habt.

Sei es, ihr habt ihm den Artikel aus einer Zeitung wortlos aufs Kopfkissen, neben den Essteller oder einer anderen exponierten Stelle positioniert. Er liest ihn, aber sagt keinen Ton, er ignoriert ihn und schmollt. Sprecht ihr ihn drauf an, sind es die Medien, die alles völlig überbewerten!

Am Schlimmsten sind Berichte über "popoleere" Showstars, Sänger, Schauspieler und natürlich Politiker. Dass ein über 70-jähriger Berlusconi sich, inmitten eines Wahlkampfs, traut Sex mit gerade dem Schulhofspiel entwichenen weiblichen Teenies zu suchen, trifft euren Partner wie ein Paukenschlag.

Heino schläft ebenfalls mit über 70 Jahren und nach jahrzehntelanger Ehe noch 3 mal wöchentlich mit seiner Hannelore?

Wohlgemerkt ganz ohne Viagra! - Wer´s glaubt wird selig!

Müntefering heiratet eine 40 Jahre Jüngere? Und Gunther Sachs, der einstige Playboy der Nation, vergnügte sich selbst bis ins hohe Alter noch im Kreise jüngsten weiblichen Frischbluts?

Amerikas Staatsoberhaupt hatte sich verantwortungsbewusst dermaßen ins Zeug gelegt, einer Praktikantin die inneren Internas des "Weißen Hauses" so aktiv und praxisnah zu vermitteln, dass sich die halbe Welt nur noch kopfschüttelnd amüsierte.

Euren Partner treffen solch bekloppte Medienmeldungen aber mitten ins Herz.

Tja, wie würdet ihr euch fühlen, wenn ihr als Mann da nicht mithalten könntet?

In früheren Zeiten hättet ihr euch mit eurem Partner über solche Pressemitteilungen gemeinsam *schlapp-gelacht.*

Die Zeiten haben sich leider geändert und das Rad zurückzudrehen scheint Euch beiden in solchen Situationen oftmals fast aussichtslos.

Werbung verunsichert

Die Werbeindustrie ist nicht auf den Kopf gefallen. Werbeblocks in Programmen der privaten TV - Sender werden gezielt nach altersspezifischen Aspekten bezüglich der Zuschauer in die Werbepausen eingebunden. Handelt es sich zum Beispiel um eine Alpenschnulze mit inzwischen ins höhere Alter gekommenen Hauptdarstellern, berieselt euch die Werbung mit Reklame für Mittel gegen Blasenschwäche, Gebiss-Reinigungstabs, Vitamin- und anderen Nahrungsergänzungsprodukten, die euren im Laufe der Jahre gealterten Body wieder in jugendlichen Schwung bringen und ihm Kraft und Power bis ins hohe Alter versprechen wollen.

Bei Liebeskomödien mit Schauspielern jüngeren Datums jedoch werden wir mit ganz anderen Werbeprodukten konfrontiert. Ob es das tolle neue Deo für den Mann, die ultraeng sitzende Jeans der renommierten Firma XY ist, Rasierschaum für die Nassrasur: Überall gestylte Jungbrunnen halb nackt, mit Waschbrettbäuchen.

Werbung vermittelt uns ein übersteigertes Menschenbild, dem zunehmend auch unsere Männer erliegen. Es wird uns suggeriert, dass nur die makellosen Menschen zu den Gewinnern, den Erfolgreichen und Begehrten zählen. Unsere Männer zweifeln beim Anblick dieser potent erscheinenden Vorzeigetypen an ihrer Männlichkeit und fühlen sich häufig unsicher und minderwertig, wenn sie sich mit diesen Models vergleichen.

Männern mit ED erst recht.

Bei rationaler und realistischer Betrachtung und Denkweise sollten wir uns jedoch darüber im Klaren sein, dass solche Schönheitsattribute femininer und maskuliner Bodys nur einem paar Dutzend Models auf der Welt vorbehalten sind, und wir uns in die breite Masse der lebenswirklichen "Normalos" einreihen müssen. Und ein kleines Bäuchlein und weiche Ärmchen können doch viel knuffiger sein, als ein brettharter Oberkörper und ebensolche Arme.

> *Werbung ist Manipulation! Vergesst das nicht.*

Nur noch in halber Mann?

Wir leben in einer Welt, in der wir Frauen darum kämpfen "unseren Mann zu stehen". Wir wollen Stärke beweisen, und gleiche Rechte wie unsere männlichen Artgenossen genießen.

Wir verlangen Gleichstellung und wollen als ebenso leistungsfähig, intelligent und dynamisch von unserem Umfeld anerkannt, respektiert, akzeptiert und behandelt werden!

Das ist auch gut so, nicht dass ich das kritisieren möchte - im Gegenteil.

Aber es gibt auch Situationen, in denen wir Frauen uns selbst gegenüber zugestehen, aufgrund unserer Weiblichkeit von Natur aus schwächer, emotionaler und harmoniebedürftiger zu sein und verlangen von unseren Partnern entsprechende Rücksicht und Verständnis.

Im Umkehrschluss sollten wir jedoch ebenfalls bereit sein, uns in die Psyche unserer männlichen Artgenossen hineinversetzen, und ihnen zugestehen, auch nicht immer maskuline Stärke beweisen zu müssen.

Ein Mann mit ED denkt innerlich seine Macht über seinen Körper verloren zu haben und ihn nicht mehr *be-herr-schen* zu können!

Er hat sein drittes Standbein verloren und empfindet sich meist nur noch als halber Mann!

.....auch, wenn wir das völlig unsinnig finden.

Ein Mann suggeriert sich, dass er mit dem Verlust seiner Potenz all seine Männlichkeit aufgegeben hat.

Wundert es euch, dass er das vor euch nicht auch noch in Worte fassen will?

Kaum eine Frau fühlt sich nach einer Brust-, oder Gebärmutteroperation ohne Zweifel, ob ihre *Weiblichkeit* darunter gelitten hat und sie dennoch von ihrem Partner weiterhin geliebt und begehrt wird!

Nun wollen wir um Himmels Willen diese Erfahrung nicht machen müssen, aber vielleicht hilft uns der Gedanke daran uns in die Psyche unseres Partners zu versetzen und ihn besser verstehen zu können.

Eifersucht

Was ist Eifersucht und wie sie sich erklärt

Als erstes muss ich enttäuschen.
Eifersucht ist nicht immer ein Zeichen von Liebe.
Sie kann auch aus egoistischem Besitzanspruch bestehen, wenn man den Partner gar nicht mehr liebt, jemand anderes ihn aber auch nicht haben soll.
Solche Fälle sind allerdings in der Minderzahl.

Dennoch signalisiert Eifersucht, auch wenn Liebe mit im Spiel ist, einen Besitzanspruch an den Partner. Oft liegt die wahre Definition eines "Ich liebe Dich" in einem, wenn auch vielleicht unbewusstem: "Du gehörst mir". Wir wollen den Partner besitzen und glauben
dieser Besitz macht uns glücklich. Durch Medien und das allgemeine gesellschaftliche
Denken und Verhalten interpretieren wir Glück als Reichtum, Besitz, guter Lebensqualität, und unweigerlich als persönlichen Erfolg. Es steigert unser Ego und unseren Stolz von einem Partner geliebt, anerkannt und bewundert zu werden. Wir empfinden dieses Liebesglück als persönliche Aufwertung.

Ein klein wenig Eifersucht sollte ganz normal sein. Liebt man jemanden, hat man natürlich Angst ihn zu verlieren. Egal, ob nun der Partner einen realen Grund dafür liefert indem er mit dem anderen Geschlecht flirtet, oder ob die tolle Eroberung, die wir uns einst mühsam an Land gezogen haben, von Anderen angebaggert wird, ohne dass unser Partner diese "anmacht". Ein gesundes Maß an Eifersucht ist somit normaler Bestandteil einer monogamen Beziehung.

Aber was in uns lässt Eifersucht entstehen?

Rein logisch können wir uns stolz fühlen, dass sich unser Partner in uns verliebt hat. Es tut gut zu wissen, dass es etwas Liebenswertes, etwas Besonderes an uns gibt, das sein Herz und seine Seele berührt.
Aber jeder Mensch zweifelt auch an seinen Fähigkeiten, seinem Aussehen, seinen

störenden Macken, Ängsten und Komplexen. Kein Mensch hat nur vollkommene Attribute, jeder hat Fehler. Unsere Schwachstellen sind uns bestens bewusst.

Wir vergleichen uns also mit der Konkurrenz. Das ist eine ganz normale Verhaltensweise, die uns durch unser gesamtes Leben, ob im Beruf, oder im Privatleben begleitet. Wir haben dadurch sogar die Möglichkeiten, manches an uns positiv zu verändern und uns zu entwickeln.

Was aber, wenn wir uns aus Gründen, die wir schwerlich ändern können oder wollen, nicht auf diese angestrebte Ebene zubewegen können?

Wir sind frustriert, traurig, verzweifelt, neidisch und haben tiefste Selbstzweifel.
Unser Selbstbewusstsein fällt in den Keller.
Wir fühlen uns minderwertig.

Mehrere psychologische Tests haben ergeben, dass Männer bei dem Gedanken, die Partnerin habe Sex mit einem Anderen rasend eifersüchtig reagieren.
Frauen akzeptieren einen rein sexuellen Seitensprung eher. Für sie ist es unerträglich, wenn der Mann sich in die Konkurrentin verliebt hat, also beim Sex Gefühle eine Rolle spielen.

Die Eifersucht bei Erektiler Dysfunktion

Also, dass Eifersucht auch eine ganze Menge mit mangelndem Selbstvertrauen zu tun hat, hatte ich eben erwähnt. Nun versetzt euch in die Lage eures an einer Erektilen Dysfunktion erkrankten Partners. Seine Erektionsfähigkeit ist eingeschränkt und er weiß, dass ihr das wisst. Viele Männer verweigern euch ihre Nähe, sperren sich gegen Gespräche, lassen euch in punkto Zärtlichkeit verhungern. Aber sie kennen eure Sehnsüchte und Bedürfnisse danach. Sie wissen wie sehr ihr euch nach Nähe, Wärme, Zärtlichkeit und Sex sehnt.

Er weiß, was ihr vermisst und, dass er euch das nicht geben kann! Und er hat panische Angst euch zu verlieren, sobald euch ein potenter Mann über den Weg läuft!

Es reißt ihm die Seele aus dem Leib, wenn andere Männer sich aufmerksam mit euch unterhalten. Sie brauchen noch nicht mal gut auszusehen, können das niedrigste Niveau besitzen, sie haben etwas, was euer Partner nicht mehr hat:

Sie sind erektionsfähig!

Viele unserer Partner werden pathologisch eifersüchtig. Sie wittern Konkurrenz an jeder Ecke. Ob ihr zu spät von der Arbeit kommt, euch ein Bekannter bei irgendeiner Reparatur geholfen hat, oder ihr euch nur zu nett mit dem Kellner im Lieblingsrestaurant unterhalten habt. Überall wittert er Gefahr und sexuelle Konkurrenz. Manche fahren uns heimlich hinterher und beschatten uns, andere durchsuchen unsere Handyeinträge, und manche suchen Spermaflecken auf dem Laken.

Ihrer Fantasie sind keine Grenzen gesetzt Indizien für unsere Untreue zu suchen. Und sie geben nicht auf. Sie fixieren sich in einen Tunnelblick, der fast zu einer Zwangsneurose wird. Beim kleinsten Verdacht, da könnte Etwas sein, klingelt eine Alarmanlage in ihrem Kopf, die jedes rationale, logische Denken außer Kontrolle setzt.

Ihrem Misstrauen stehen wir hilflos gegenüber.

In ihrem Kopfkino sehen sie uns immer wieder mit potenzstrotzenden Kerlen beim leidenschaftlichen Sex. Sie sehen unsere Körper vor sich, unsere Augen, hören unser Stöhnen und erinnern sich daran wie viel Spaß wir einst mit ihnen im Bett hatten!

Diese Vorwürfe sind oft nicht zu stoppen. Haben wir unseren Partnern den einen Verdächtigen mit viel Mühe und logischen Erklärungen ausgetrieben, fällt ihnen schon der nächste potentielle Nebenbuhler und Sexgott ein. Gegen diese Vorwürfe sind wir machtlos.

Unsere Partner stellen uns anklagend vor Gericht, ohne den kleinsten Beweis für Untreue in der Hand zu haben, und wir müssen uns gegen Anschuldigungen verteidigen, die wir nie verbrochen haben. Es ist absurd, nervt und belastet die Partnerschaft auch noch zusätzlich zu unseren Problemen bezüglich der ED.

Ihr Verhalten erscheint uns prinzipienlos. Einerseits reagieren sie mit massiven Eifersuchtsszenen, andererseits lassen sie uns auf der Suche nach Nähe, Zärtlichkeit und Sexualität im Regen stehen und verhungern. In diesen widersprüchlich erscheinenden Verhaltensweisen suchen wir vergeblich nach Logik, denn all das, was sie uns vorwerfen könnten sie ja nun, wenn sie wollten von uns zum Nulltarif erhalten, lehnen es jedoch innerhalb unserer Partnerschaft rigoros ab. Ihre Eifersuchtsszenarien wollen wir als Liebesbeweis und Leidenschaft werten, aber unsere Partner enthalten uns die erwartete Zuwendung.

Wird diese extreme Eifersucht zum Dauerzustand, ist ohne ein Gespräch die Beziehung ernsthaft bedroht!

Nicht zu vergessen ist, dass die meisten Morde und häuslichen Gewalttaten an Frauen von eifersüchtigen Männern verübt werden!

Wird er aggressiv und gewalttätig: trennt euch auf der Stelle!

Die Ängste betroffener Frauen

Wie Frauen den Verlust von Nähe und Sexualität erleben

Während unsere Männer meist vor uns bemerkt haben, dass ihr "wertvollstes Stück" nicht mehr so will, wie bisher gewohnt, registrieren wir das oftmals erst einige Zeit später.

Eine Erektile Dysfunktion entwickelt sich schleichend und nicht von Heute auf Morgen. Die Probleme nehmen ja erst mit der Zeit zu. Anfangs klappt es mal nicht, dann klappt´s wieder, dann wieder nicht, dann immer weniger oft, manchmal über einen längeren Zeitpunkt nicht, aber dann wieder.

Wir nehmen die Probleme, wenn es anfangs ab und dann mal nicht mehr so klappt nicht unbedingt sonderlich wichtig. Solange solche "Schlappen" nur ab und zu auftreten denken wir gar nicht großartig darüber nach. Wir verbinden sie mit einem momentanen "Durchhänger", ausgelöst durch Stress im Beruf, eventuellen partnerschaftlichen Problemen in unserer Beziehung, gewöhnlichem Alltagstrott im Bett und vielleicht darin, dass unser Partner sich im Kopf schwer tut mit dem Älterwerden klar zukommen.

Häufen sich die missglückten Versuche und unser Partner kann seine Erektion immer weniger für befriedigenden Sex "aufrecht" erhalten, fangen wir an uns Gedanken zu machen, warum das so ist.
Unsere Partner vermeiden gegenseitige körperliche Nähe und Zärtlichkeiten immer vehementer.
Wollen wir Kuscheln, sind sie müde, müssen noch irgendwelchen Schriftkram erledigen, gucken einen höchstinteressanten Fernsehfilm, oder, sie suchen, aus für euch völlig unverständlichen und lapidarsten Gründen Streit, damit die Lust auf Bettgeflüster erst gar nicht aufkommt.
Wir bemühen uns nach allen Kräften, verführerisch zu erscheinen, indem wir uns sexy kleiden und fast schon prostituierend agieren, wir bieten uns quasi zum Nulltarif an, aber unsere Partner ignorieren uns.
Dies treibt unser komplettes Selbstbewusstsein in den tiefsten Keller.

Dass sie Angst haben, ihr könntet Sex wünschen und das Kuscheln sich in intimeres Streicheln steigern könnte, ahnt ihr zu diesem Zeitpunkt meist noch selten.

Trage ich Schuld, mache ich etwas falsch, hat er eine Andere, liebt er mich nicht mehr?

Ihr sucht die Gründe zuerst einmal bei euch und in der Beziehung.

Alle Frauen stellen sich dieselben Fragen, zum Beispiel:
Liebt und begehrt er mich nicht mehr?
Was mache ich falsch, dass er kein sexuelles Interesse mehr an mir hat?
Bin ich für ihn nicht mehr attraktiv?
Hat er eine Andere und wird mich verlassen?

Die meisten Frauen suchen die Ursache für seine sexuelle Lustlosigkeit und Schlappen oftmals zuerst bei sich. Warum errege ich ihn nicht mehr?
Wir überlegen, ob wir vielleicht beim Sex zu verklemmt sind, ob er geheime Wünsche und Vorlieben hat, die er uns nicht anvertrauen möchte und sie womöglich heimlich bei anderen Frauen auslebt.

Wir werden misstrauisch und entwickeln, wenn wir den Focus der Ursache bei uns suchen, Komplexe, Minderwertigkeitsgefühle und Zweifel in bezug auf unsere Attraktivität.

Aber:
Die Gründe für seine sexuelle Ablehnung liegen an seiner Erektilen Dysfunktion, nicht an Euch!

Das Schlimme ist, dass unsere Partner Gespräche im Laufe der Zeit meistens immer rigoroser ablehnen.
Sprechen wir sie direkt darauf an, reagieren sie oft mit den Worten: "Das ist mein Problem, das mach ich mit mir selber aus!"

Ohnmächtig, hilflos und verständnislos sind wir dann dem Schweigen und dem Entzug ihrer Nähe und Zärtlichkeiten ausgeliefert.

Das abendliche Drama beim Zubettgehen

Diese körperliche und seelische Distanz steigert sich meist mit der Zeit. Viele Partner beginnen ihre Nacktheit vor uns Frauen zu verstecken. Sie ziehen sich umständlich im Dunkeln um, drehen uns den Rücken dabei zu, vermeiden selbst in Unterwäsche vor uns dazustehen und verschließen sich im heimischen Bad, wenn sie Baden oder Duschen.

Am liebsten würden sie im Astronautenanzug unter die Bettdecke huschen.

Wir ergattern mit Mühe und Not einen gefühllosen Gutenachtkuss, er löscht das Licht Dreht, sich um und schläft ruckzuck ein, oder tut zumindest so.

Umso länger seine Ablehnung und sein Rückzug andauern, desto mehr fühlt ihr euch aus seinem Seelenleben ausgeschlossen!

Wir empfinden uns als sexuelles Neutrum.

Unser Verständnis und Mitgefühl kann sich schnell in Wut und Fassungslosigkeit wandeln. Die Tatenlosigkeit und das permanente Schweigen vieler unserer Partner macht uns ratlos. Der Intoleranz unserer Männer unsere Gefühle zu verstehen und die Partnerschaft retten zu wollen, stehen wir irgendwann machtlos, hilflos und hoffnungslos gegenüber.

Es erscheint uns unerklärlich und nicht nachvollziehbar, dass sich unsere Partner dieser therapierbaren Erkrankung unterwerfen und aus falscher Scham die Beziehung rücksichtslos aufs Spiel setzen.

Diese Distanz überschattet irgendwann das gesamte gemeinsame Leben. Sie dehnt sich in den ganz normalen Alltag aus und ihr entfernt euch immer weiter voneinander. Man entfremdet sich schleichend.

Allgemeine Gespräche beschränken sich mit der Zeit nur noch auf das Nötigste und die Gefahr, dass jeder irgendwann sein Leben immer mehr alleine mit sich selbst ausmacht ist groß. Man verliert sich und hat sich kaum noch Etwas zu sagen.

Irgendwann kocht man auch in ganz alltäglichen Lebenssituationen nur noch auf halber Flamme und die Atmosphäre wird kalt, bis sie droht einzufrieren.

Der Schatten des Problems verfolgt uns Tag und Nacht.

> *Das gemeinsame Zusammensein wird zu einem Eiertanz überm Regenbogen, während unter und in uns ein Vulkan brodelt.*

Manchmal liegen die Nerven so blank, dass man in Versuchung gerät den Partner glatt zu hassen. Er wird zur Zielscheibe unserer Unzufriedenheit. Aber meist hasst man ja bekanntlich den Menschen, den man am meisten liebt, weil er der Einzige ist, der einen verletzen kann.
Ohne einen gemeinsamen Dialog, in dem man sich gegenseitig seine Gefühle ehrlich schildert, ist nun es nicht mehr möglich, sich und den Partner zu verstehen.

Wenn der Traumurlaub zum Albtraum wird

Irgendwann stehen Feiertage oder ein gemeinsamer Urlaub an.

Das heißt, wir werden uns zwangsläufig über einen längeren Zeitraum hinweg "auf der Pelle" hocken, sprich, wir sind uns unausweichlich "haut" - nah.

Während wir Frauen insgeheim eine gewisse Hoffnung und Erwartung haben, dass abseits des Alltags in ruhiger Erholungsstimmung vielleicht die Nähe wieder von selbst zurückkehrt, plagt unseren Partner schon spätestens beim Kofferpacken größte Panik.

Egal, ob ihr eure Erholung zu Hause, im sündhaft teuren Romantikhotel, auf dem Campingplatz oder in einem Appartement verbringen werdet, der Gedanke an einige Tage oder Wochen, die ihr nun hauptsächlich mehr oder weniger gemeinsam zusammenhocken werdet, macht ihn wahnsinnig.

Wohin soll er im Urlaub vor eurer Nähe flüchten?

Er kennt eure Hoffnungen, in ruhiger Atmosphäre wieder Sex, Nähe und Zärtlichkeiten zu suchen, und kann nicht flüchten! Er ist euren Annäherungsversuchen hilflos ausgeliefert und *der Traumurlaub wird oftmals zum Albtraum.* Ein gescheiterter Urlaub ist wie ein kleiner Bruder einer gescheiterten Ehe. Es bricht uns das Herz, dass all unsere Hoffnungen und Träume unerfüllt bleiben.

Solche Urlaube enden meist im Chaos, es sei denn ihr nutzt beide die Ruhe, die euch die Urlaubstage bieten, und führt klärende Gespräche.

Dieser Idealzustand ergibt sich aber leider nur selten.

Selbst ohne eine Belastung der Beziehung durch ED werden ja schon, und das ist erwiesen, die meisten Scheidungen nach Urlauben und Feiertagen eingereicht.

Alleine in den Urlaub?

Der gemeinsame Urlaub entwickelte sich zu einer mittelschweren Katastrophe?
Erholungsfaktor: Null?

Tja, was nun? Irgendwann danach packt euch dennoch mal wieder das Bedürfnis nach Erholung, Entspannung, und Ruhe.

Nach dem Desaster des oder der letzten Urlaube kommt ihr auf die glorreiche Idee ein paar Tage Urlaub *für euch alleine* zu buchen?

Glaubt mir:
Eure Erholung ist spätestens mit eurer Rückkehr völlig dahin!

> *Euer Partner wird euren Alleingang mit heftigsten Eifersuchtsszenen quittieren, und deren Haltbarkeitsdatum ist verdammt lang!*

Ein abendliches Ausgehen mit einer eurer Freundinnen treibt ihn bereits zu größter Angst, euch könnte ein potenter Nebenbuhler über den Weg laufen und macht ihn rasend. Ein Urlaub, ganz alleine, irgendwohin, wo alle Leute in entspannter Urlaubsstimmung sind und garantiert etliche gutgelaunte und bestens gebaute Männer auf Weiberfang sein könnten, ist für ihn schier unerträglich.

Er hat nicht die geringste Kontrolle über euch.

Die schlimmsten Fantasien spielen sich in seinem Kopf ab.
Ihr könntet eure Entspannungstage im Kloster "Nonnenwerth" auf einer einsamen Rheininsel bei Bonn, oder im Seniorenstift "Zur letzten Ruhe" verbringen:
er wird vor Eifersucht platzen.
Und Geschichten mit Kurschatten gibt es ja schließlich tatsächlich oft genug, ganz abgesehen davon, was uns private Fernsehsender fast allabendlich über Urlaubsflirts auf Partymeilen filmreif darbieten.

> *Haben wir denn nicht auch schon mal ab und an wütend gedroht ihn zu verlassen, wenn er sich nicht endlich ändert? Dass wir uns einen Partner suchen, der uns so behandelt und liebt, wie wir es verdient haben?*

Euer Egotrip wird ganz bestimmt nicht dienlich sein, sein Vertrauen und seine Nähe wieder zu gewinnen.

Er wird euch vorwerfen rücksichtslos zu sein und das harmloseste, das er dazu sagen wird, ist: "Du machst ja sowieso, was Du willst!"

Beim nächsten Versuch ihn zu einem Gespräch oder einem Arztbesuch zu überreden kann es durchaus passieren, dass er posthum kontert, ebenfalls machen und bestimmen zu können, was er will und ihr könntet ihn zu nichts zwingen.
Ein "Immer bestimmst Du!" ist fast garantiert.

Also überlegt genau, ob euch ein paar Tage Tapetenwechsel, Erholung und Wellness die Vorwürfe und sein eventuell daraufhin resultierendes Verhalten wert sind!

Gespräche sind der erste, unverzichtbare Schritt

Gespräche sind das "A" und "O", um die Abwärtsspirale zu durchbrechen

Ein offenes, ehrliches Gespräch ist die einzige Möglichkeit die Beziehung zu retten!
Das setzt jedoch voraus, dass beide Beteiligten eine emotional bindende, vertraute und verbindliche Partnerschaft erhalten möchten. Nur dann kann das Gespräch eine sinnvolle, befriedigende und gelingende Form der kommunikativen Funktion ergeben. Erklärt dem Partner einfühlsam eure Situation, wie ihr euch fühlt. Dass es für euch schmerzhaft ist von ihm nicht mehr als Frau wahrgenommen und begehrt zu werden. Versucht ihm klar und deutlich zu vermitteln, dass es weniger der Sex ist, den ihr vermisst, sondern das vertraute Kuscheln und der Austausch von Zärtlichkeiten, Streicheleinheiten, sein Ärmchen und seine Körperwärme beim Einschlafen!
Macht ihm deutlich, dass ihr ihm Zeit lasst und keinen Druck macht. Bittet ihn um ein Gespräch, in dem ihr sagt: "Bitte hilf mir dich zu verstehen, damit auch ich dich und deine Emotionen besser verstehen kann."
Verstehen heißt ja nicht, dass ihr alles akzeptieren müsst, aber um ihn, sein Verhalten und seine Emotionen zu verstehen, ist ein Dialog unabdingbar.
Vergesst dabei aber auch nicht, wie euer Partner sich fühlt.
(Lest die Kapitel 1 und 2 noch einmal in Ruhe durch!)

Allerdings vermeiden es die meisten Männer, über ihre Erektionsprobleme offen und ehrlich zu sprechen: Frauengespräche handeln von Familie, Kindern, Männern und Kochrezepten. Männer unterhalten sich über Fußball, Politik, Frauen, und erzählen sich frivole Witze.

Einige Männer kompensieren ihre Schwäche dann in der Konfrontation gegen euch, indem sie euch die Schuld und Verantwortung zuzuschustern versuchen! Sätze, wie:
"Es ist nicht so, dass ich nicht kann - ich will nicht!"
tun uns Frauen unsagbar weh!

Aber unsere Partner haben auch Angst uns zu verlieren und wissen, dass sie nach einer Trennung in einer neuen Beziehung dasselbe Problem haben werden!
Also nichts ist so wichtig wie ein ehrliches, offenes Gespräch.

Das Einzige, was uns weiterbringen kann, ist die Suche nach einem Gespräch in dem beide offen, in völligem Vertrauen zueinander, ihre Probleme und Emotionen schildern können. Doch das gestaltet sich verdammt schwer, sprechen wir doch dabei das heikle Tabuthema, über das unsere Partner nun wahrhaft nicht sprechen wollen, an.

Eine Freiburger Erhebung ergab, dass nur *zwei von drei Deutschen* mit ihrem Partner, oder engsten Freunden über das Thema Sex sprechen.

Ebenso gehen Psychologen übereinstimmend davon aus, dass die Chance, Probleme im sexuellen Bereich einer Partnerschaft zu lösen, umso höher ist, je eher man miteinander redet.

Wenn Männer und Frauen ihre sexuellen Probleme auch im gleichgeschlechtlichen Freundeskreis öfters vertrauensvoll besprechen würden, wäre mancher Mythos ausgestorben. Hat man (frau) keine Möglichkeiten seine (ihre) Vorstellungen mit der Allgemeinheit zu vergleichen und zu überprüfen, wird man immer grundlos unglücklich und unzufrieden bleiben. Würden Männer mit Potenzproblemen offener mit anderen Männern darüber sprechen, würden sie feststellen, dass sie bei weitem mit diesem Problem keineswegs alleine dastehen.

Wie lustig fanden wir Woody Allen's "Alles, was Sie schon immer über Sex wissen wollten", was haben wir uns über Oswald Kolle amüsiert und gucken oder hören nachts mal bei Domian rein. Vielleicht sogar gemeinsam mit dem Partner, *aber im eigenen Schlafzimmer sind wir mundtot und befangen.*

Eine repräsentative Studie des Instituts für Demoskopie Allensbach mit über 1800 Teilnehmern ergab kürzlich, dass 63 % der Befragten angaben, das Thema eher zu meiden.

Im Rahmen meiner Recherchen stellte ich fest, dass es vor allem älteren Menschen sehr schwer fällt über das Thema Sexualität offen miteinander zu sprechen. Sie begründeten dies damit, "anders" erzogen worden zu sein.

In ihrer Kindheit und Jugend wurde das Thema tabuisiert. Man wusste, dass es Sex gibt, er gehörte zum Leben eines Menschen dazu, aber über die Bedeutung wurde geschwiegen. Viele ältere Menschen, die in ihrem Elternhaus auf diese konservative Art und Weise erzogen wurden, teilweise ungenügend aufgeklärt, hatten eklatante Hemmungen das Thema innerhalb und außerhalb der Partnerschaft anzusprechen.

Falls ihr das Problem nicht mit eurem Partner besprechen möchtet oder könnt, besteht die Möglichkeit, sich vertrauensvoll an eine Kontaktstelle mit medizinisch und psychologischen Mitarbeitern, die auch anonym professionelle Hilfe anbieten, wenden.

Zum Beispiel die _Infoline der ISG_, die euch seriöse Hilfestellungen zur Problembewältigung sowie psychologische und medizinische Informationen anbietet. Ebenso erfahrt ihr hier Ratschläge, wie ihr eure "Sprachlosigkeit" überwinden könnt, um das heikle Thema gemeinsam anzugehen.

Oder ihr sucht Rat bei der _Impotenz-Selbsthilfe_.

Beide Organisationen haben ebenfalls sehr informative Infoseiten im Internet und bieten euch schriftliches Infomaterial an.

(Die Adressen findet ihr im Anhang des Buches)

Für die meisten von uns ist es ein langer Weg, den Partner zu einem wirklich vertrauten, ehrlichen Gespräch zu bewegen.

Je früher er sich zu einem Gespräch bereiterklärt, desto einfacher und unkomplizierter wird es verlaufen.
Denn euer Problem im Umgang mit der Erkrankung sollte eine Krise sein und sich nicht zu einem Dauerzustand entwickeln.

Bereits Konfuzius sagte: Auch die längste Reise beginnt mit dem ersten Schritt!

Der passende Zeitpunkt für ein Gespräch

Ein Gespräch im Bett zu führen, womöglich noch im Anschluss an einen Streit, warum er sich zurückzieht, kann keine Aussicht auf einen ruhigen, ehrlichen und offenen Verlauf bringen.

Ebenso wenig ein Gespräch nach einem hektischen Tag eures Mannes, oder zwischen Tür und Angel, wenn ihr in einer Stunde mit eurer Freundin zum Joggen, oder er zum Skat verabredet ist.

Um in Ruhe miteinander zu reden, solltet ihr gemeinsam einen Termin vereinbaren, an dem ihr viel Zeit habt und euch vorher einzeln darauf vorbereiten könnt!

Versucht beide gemeinsam einen Termin zu finden, der nicht gleich bereits am nächsten

Tag, aber auch nicht erst in ein paar Wochen sein wird. So habt ihr und euer Partner Zeit euch emotional darauf vorzubereiten und sich zu überlegen, was jeder zum Thema sagen möchte.

Strategie eines konstruktiven Gesprächs

Meistens hat euer Partner die Bereitschaft zu einem Gespräch schon so lange hinausgezögert, dass es sich als schwierig erweisen wird die Unterhaltung *auf beiderseitiger Augenhöhe* zu führen.

Es ist bereits zu so vielen unausgesprochenen Vorfällen gekommen, dass eine offene Kommunikation ja schon im normalen Alltag kaum noch möglich ist.

Seine *Verschleierungsstrategie*, sich einem Gespräch zu stellen, hat so Manches an Wut, Frust und kränkenden, verbalen Verletzungen eures Partners in euch aufgestaut, dass es euch schwer fallen wird, beim Thema zu bleiben und nicht anklagend auszuschweifen.

Ein Gespräch darf sich nicht zu einem Schlagabtausch entwickeln, ihr seid keine Kontrahenten, sondern wollt einen Austausch eurer Probleme auf Augenhöhe, weil euch die Partnerschaft wichtig ist. Um Sieg und Niederlage eurer Positionen geht es hier nicht!

Alle Vorwürfe, die nichts mit dem Thema zu tun haben gehören hier nicht hin!

Nebenkriegsschauplätze, sowie verbale "Schmetterbälle", blockieren jedes Gespräch und zerstören die themenbezogene, ruhige Atmosphäre bis hin zum handfesten Streit, der die Situation höchstens verschlimmert!

Euer Partner hat ein schlechtes Gewissen, euch so lange lieblos mit euren Problemen allein gelassen zu haben und hat Angst vor Vorwürfen und Anschuldigungen. Er führt sich vorgeführt wie ein kleiner Schuljunge, der etwas ausgefressen hat und eine Moralpredigt über sich ergehen lassen muss.

Solltet ihr über den gesamten Zeitraum eurer durch ED entstandenen Krise liebes-, und verständnisvoll auf euren Partner eingegangen sein, so sind die Ausgangspositionen für ein Gespräch nun ungleich.

Ihr fühlt euch im Recht und fordert. Euer Partner findet sich schuldig an seiner bisherigen "Sprachlosigkeit" und seinem Näheentzug und befindet sich in der Defensive.

Wer den Anfang macht, ist egal. Die ersten Worte fallen auf jeden Fall schwer, beide stammeln und sind befangen. Aber aus den zögernden "Ähh´s" und dem Ringen nach Worten entwickelt sich bald ein positiver Informationsaustausch und der Anfang ist gemacht. Ihr redet endlich und euer Gespräch kommt in Gang, die Verkrampfung und Peinlichkeit wandelt sich schnellstens in Erleichterung.

Eure Gesprächsbereitschaft sollte Ausdruck der Liebe, des Vertrauens und die Bereitschaft, die Gefühle und Ängste des Partners verstehen zu wollen, sein. Dieses Gespräch sollte euch in beiderseitigem Interesse mehr Transparenz in eure Probleme mit ED und dem Sextief, in dem ihr euch befindet, reflektieren, und zur Wiederherstellung eines intakten Liebeslebens beitragen.

Haltet nur strikt am Thema fest und verzettelt euch nicht in gegenseitigen Vorwürfen, die eure Offenheit und Ehrlichkeit unnötig blockieren!
Verbale Entgleisungen, falsche Verdächtigungen, Beschuldigungen, Aggression, sowie Spott, Verächtlichmachung, Arroganz und persönliches Abwerten des Partners lassen jede Konversation schnellstens abrupt enden und im Sande verlaufen!

Euer Partner wird sich dann aus Selbstschutz und Gegenwehr in seiner alten Rolle verkriechen und das Gespräch abbrechen.

Bitte vermeidet auch im Gespräch den Begriff "Impotenz"!
"Erektionsprobleme" oder "Potenzprobleme" hören sich weitaus sanfter an!

Wird eure Unterhaltung ruhig verlaufen, werdet ihr bald gemeinsam auf eine Ebene der Erkenntnis gelangen, dass es eine unglaubliche *Erleichterung* ist sich in diesem Gespräch wieder nahe zu kommen.
Ihr werdet beide Missverständnisse in punkto der Interpretation vieler Verhaltensweisen des Partners erkennen, könnt Ängste, Verzweiflung, Frust, Wut

und Traurigkeit in einer ruhigen Wortwahl zur Sprache bringen und erfahrt endlich, was in all der Zeit in der Seele eures Partners brannte und ihn quälte.

Macht ihm klar, dass euch Nähe, Zuwendung, Wärme und Zärtlichkeit viel wichtiger sind, als seine Erektionsproblematik und, dass ihr ihn trotz ED liebt!

Die Chancen für ein wirklich für beide Partner Vieles klärendes Gespräch stehen nur dann wirklich gut, wenn man versucht gegenseitige Vorwürfe, so gut es geht, zu vermeiden.

Sicherlich wird es Tränen auf beiden Seiten geben, aber sie verbinden!

Und vielleicht könnt ihr sogar über manche Begebenheiten, die euch zuvor bitter ernst waren, gemeinsam lachen.

Kommt euer Gespräch erst einmal in Gang, läuft alles wie von selbst!

Was, wenn wir uns nur unterbrechen und in Vorwürfen verstricken?

Sollte es tatsächlich der Fall sein, dass ihr einander nicht ausreden lassen könnt, ohne den Partner pausenlos zu unterbrechen, hilft vielleicht folgende Methode: Vereinbart eine Redezeit, die jedem von euch nacheinander zusteht.

Das mag vielleicht albern klingen, denn der Grundschulzeit sind wir längst entwachsen, dennoch es hilft. Probiert es aus, vereinbart eine Redezeit, zum Beispiel 5 Minuten, in der jeder einzeln schildern kann, was ihn bewegt und wie sich die Situation für ihn anfühlt. Kurze Unterbrechungen sind dem anderen erlaubt, längere Debatten muss er sich allerdings bis zur eigenen Redezeit aufheben.

Diese Gesprächstechnik funktioniert im Allgemeinen ganz gut, zudem man, bevor man impulsiv eventuell in unpassender Wortwahl dem Partner ins Wort fällt und womöglich dessen Offenheit blockiert, nach ein paar Minuten etwas besonnener auf das Gesagte des Partners eingehen kann und ihm zuhört,

Ihr solltet nicht die wunden Punkte einer Gegenmeinung suchen, sondern das genaue Verstehen der Anliegen und Ansichten eures Partners anstreben, um einen

Meinungsaustausch zu erreichen.

Nicht nur Politiker der heutigen Zeit debattieren nach demselben Schema, bereits im 13. Jahrhundert, in den sogenannten scholastischen Disputationen, gab es die Spielregel, dass das Zuhören dadurch erzwungen wurde, dass es Niemandem gestattet war auf einen verbalen Einwurf des Gesprächspartners unmittelbar zu antworten, ohne den gegnerischen Einwand noch einmal mit eigenen Worten zu wiederholen, um sich zu vergewissern, ihn richtig verstanden zu haben.

Wenn euch irgendwann die Luft ausgeht, oder das Gespräch droht aus den Fugen zu geraten, schließt für den heutigen Tag ab und vereinbart einen weiteren Termin um euer Gespräch fortzusetzen!
Ein einziges Gespräch wird eure lange aufgestauten Fragen nicht alle beantwortet haben. Ihr werdet euch jeden Satz des Partners in den nächsten Stunden und Tagen immer wieder ins Bewusstsein rufen und es werden sich weitere Fragen ergeben. Aber das Gefühl der Erleichterung und der emotionalen Nähe, die ihr durch euer Gespräch erfahren und genießen konntet, werdet ihr empfinden, als hättet ihr euch aufs Neue in den einst so vertrauten, und doch seit langem für euch emotional und körperlich fremd gewordenen Partner, verliebt!

Ihr seid meist die, die sich dieses Gespräch wünschen, um Klarheit über die Gefühle und den Grund der ED eures Partners zu erhalten. Euer Gegenüber soll euch nun all seine Probleme, Ängste und Gefühle offen und ehrlich schildern. Ihr wollt, dass er sein intimstes Innerstes nach Außen kehrt und sich euch anvertraut. Mit Leib und Seele soll er somit quasi nackt vor euch stehen.
Also, denkt an den Bibelspruch: "Was Du nicht willst das man Dir antut..." und versetzt euch in die Lage eures Partners. Er ist verletzbar wie ein rohes Ei und setzt sich voller Hemmungen, Scham und Angst vor Vorwürfen diesem Gespräch aus.

Stellt ihn nicht vorwurfsvoll und mit erhobenem Zeigefinger an den Pranger!
Es dürfte eine der schlimmsten Überwindungen seines Lebens sein!

Ob ein Gespräch konstruktiv, und somit erfolgreich verläuft, hängt mehr von der Wortwahl und der Art einen Satz zu formulieren ab, als vom Inhalt der gemeinten Intention. Setzt einen verbalen "Schonfilter" ein.

Ich habe die Möglichkeit ein- und dasselbe Problem in verschiedener Wortwahl auszudrücken.

A – *"Du drehst Dich immer um und lässt einfach keine Nähe mehr zu! - Wie´s mir dabei geht, scheint Die egal zu sein!"*

oder

B – *"Weißt Du, es tut mir unsagbar weh, wenn Du Dich immer umdrehst, obwohl ich mich so sehr nach Deiner Nähe sehne"*.

Na, wie würdet ihr auf Version "A" und wie auf Version "B" reagieren? Ich denke, es liegt auf der Hand, wie verschieden ihr auf beide Versionen ein und derselben Aussageintention, reagieren würdet.
Obwohl beide Versionen eine klare "Du" - Aussage darstellen, ist Version "B" eigentlich eine deutliche "Ich" - Aussage.
Sie erklärt, was ich empfinde und wie ich mich fühle, wenn mein Partner sich so oder so verhält. Durch "Ich" - Aussagen habe ich die Möglichkeit meinem Partner genau mitzuteilen, was sein Verhalten in uns bewirkt, ohne ihm gleichzeitig Vorwürfe zu machen.
Der Inhalt beider Sätze ist somit also derselbe und dennoch reagiert jeder Mann auf Version "B" weitaus offener und gesprächsbereiter, als auf die anklagende Version "A".

Ebenso eignen sich "Wir sollten..." und "Man müsste doch..." Sätze schlecht. Hier stellt ihr nur eure Meinung dar und verallgemeinert sie jedoch so, dass ihr den Partner einfach mit einbezieht. Außerdem sind Sätze, wie "Alle anderen Männer / Paare / Frauen..." eine rein subjektive Verallgemeinerung eures Denkens, die euer Partner noch längst nicht mit euch teilen muss.

Also seid verständnisvoll, fair und vergesst eure Samtpfoten nicht!

Druck erzeugt Gegendruck!

Ein guter Freund von mir, von Beruf Scheidungsanwalt, sagt gerne:
"Eine Ratte, die Du in die Ecke treibst, beißt!."
Das trifft auch in eurem Gespräch zu. Treibt euren Partner nicht in die Enge, vermeidet Vorwürfe, die ihn in hilflose Defensive und Verteidigungsnot bringen, denn dann wird er mit Kalkül reagieren, sich aus Selbstschutz in Notlügen flüchten und sein Vertrauen ist dahin.

Männer haben gelernt dominant zu sein und hassen es in die Defensive gedrängt zu werden. Wenn ihr fordert blockt er ab und zieht sich zurück!

Und seid ihr unsicher, etwas, was euer Partner sagte, zu verstehen, fragt nach!
Etwa so:
"Du, hab ich Dich jetzt richtig verstanden? Du sagtest, dass Du…"

Wiederholt seinen Satz mit euren Worten und wartet, ob er ihn so bestätigt, wie ihr ihn aufgefasst habt. Erstens seid ihr somit sicher ihn richtig verstanden zu haben und zweitens kann er seine Aussage hinterher nicht mehr revidieren und behaupten, ihr hättet ihn völlig falsch verstanden und er hätte Dies und Das nie so gesagt.
Stellt erst danach eure nächste Frage.

Lasst ihm aber bitte genügend Zeit seine Situation und seine Emotionen in Worte zu fassen. Er braucht eine gewisse Anlaufzeit, um sich öffnen zu können, irgendwann wird er sich erleichtert alles von der Seele reden und froh sein, den ganzen psychischen Druck loszuwerden. Ihm wird ein Stein vom Herzen fallen, dass er sich endlich von all seinem seelischen Ballast, den er in sich hineingefressen hatte, befreien kann.

Schnappt euch nach dem Gespräch einen Stift und ein Blatt Papier und schreibt auf, was ihr beide gesagt habt!

Dann wisst ihr auch in Wochen und Monaten, was ihr euch erzählt und erklärt habt.

> *Reden ist der erste Schritt!*
>
> *Die partnerschaftlichen Probleme durch eine ED sollten wir als Krise behandeln, ein Dauerzustand darf sich niemals daraus entwickeln!*

Wenn er die Ohren auf "Durchzug" stellt

Wie bringe ich ihm meine Gefühle nahe, wenn er seine Ohren auf "Durchzug" stellt und flüchtet?
Sehr viele Frauen, die sich zu Wort meldeten, hatten dieses Problem. Die meisten Männer meiden jedes Gespräch, jedes geringste Stichwort in einer simplen Unterhaltung, das selbst über Umwege zum Thema ED führen könnte.
Dennoch haben sie nicht nur wortabweisende Tage. Fast alle Frauen hören ab und zu "ehrliche", glaubwürdig erscheinende Sätze; unbewusste, spontane, traurige Anmerkungen, kurze offene verbale "Ausrutscher" des Partners.

In solchen Momenten heißt es für uns Frauen vorsichtig auf diese Äußerungen einzugehen. Aber nicht gleich bohrend über ihn herzufallen und die Gelegenheit so beim Schopfe zu packen, dass ihr sofort eine ganze Litanei an Wortflüssen über seine Seele schüttet.
Versucht auf seine Worte behutsam einzugehen, fragt noch mal nach und wiederholt seine offene Aussage: *"Du, hab ich Dich jetzt richtig verstanden? Du sagtest..."*

Ansonsten kann es sehr gut passieren, dass euer Partner einen Tag später von diesem "schwachen Moment" nichts mehr wissen will und all seine Worte zurücknimmt indem er euch erklärt, dass ihr alles völlig falsch verstanden und interpretiert hättet:

"Das hast Du völlig falsch verstanden!"
"Ich sagte doch nur..."
"Das hab´ ich doch so nie gesagt..."
usw.

Häufen sich solche Zurücknahmen seiner Aussagen, wird er in euren Ohren irgendwann unglaubwürdig.

Schreib deine Gefühle auf, wenn er Dir nicht zuhören will!

Wenn er dich beim kleinsten Versuch, ihm deine Gefühle zu schildern, im Regen stehen lässt, versuch auf andere Art sie ihm zu schildern. Schreib ihm einen liebevollen Brief! Schildere ihm, dass du seine Nähe, Zärtlichkeiten und sein Vertrauen weitaus mehr vermisst, als die Sexualität an sich und schreibe ihm, wie sehr deine Psyche darunter leidet. Vielleicht schilderst du ihm irgendeinen Moment eurer Vergangenheit, an dem ihr euch besonders nah ward und fragst ihn mit liebevollen Worten, ob er diese Nähe nicht auch vermisst. Vielleicht erwecken diese Erinnerungen eine Motivation, dass er sich zum Reden und Handeln entscheidet. Gedanken haben eine große Macht, sie bestimmen, wie wir uns fühlen und animieren uns zu agieren, oder auch manchmal leider nicht. Wenn euer Partner ein visuelles festes Bild im Kopf hat, wie schön eure Sexualität einst war, wird er sein Handeln eventuell danach ausrichten eine Wiederherstellung der alten Zeiten als Ziel zu sehen.

Gib ihm diesen Brief ohne große Worte zu einem Zeitpunkt an dem er ausgeglichen ist und nach dem Lesen keinen wichtigen Termin hat, noch einmal wegzugehen.

Manchmal ist es besser, du lässt ihn deinen Brief in Ruhe alleine lesen und auf ihn einwirken. Er wird ihn mehrfach lesen und traurig sein. Lass ihn mit dem Brief für eine gewisse Zeit alleine. Vielleicht gehst Du spazieren. Aber besser nicht zu einer Freundin, sonst glaubt er, ihr redet gerade hinter seinem Rücken darüber!

Oder schreib ihm einen schönen, liebevollen Gutschein für ein gemütliches Essen, das kann unter Umständen auch in einem Restaurant sein, auf neutralem Boden und ohne, dass gleich ein toller Film im Fernsehen läuft, den er "nicht verpassen will".
Bitte ihn auf dem Gutschein um ein ruhiges Gespräch!
Ein Steckbrief all deiner Probleme, die du "gemütlich" mit ihm bereden möchtest, gehören nicht auf dieses Blatt, sonst kannst Du einsam verhungern!

Besorge dir ein Infoheft der ISG oder der Impotenz-Selbsthilfe, und leg es ihm verbal kommentarlos an einen Platz, wo er es garantiert entdecken wird. Auch die Potenzmittelhersteller haben sehr gute Informationen, in denen das Thema ED erörtert wird. Zu Lesen, wie sicher diese Mittel wirken, kann ihm Mut machen!

Dass er das Alles längst tausendmal hinter eurem Rücken gelesen hat, ist klar, aber er weiß nun, dass ihr euch auch informiert habt und seine Erkrankung und sein Verhalten in- und auswendig verstanden habt.

Oder ihr könnt ihn sogar zum Lesen dieses Buches bewegen!
Vielleicht verseht ihr es mit einem nett geschrieben Kärtchen in der Art:
"Bitte guck doch mal rein! Ich hab´ das gelesen und uns und unsere Probleme überall wiedererkannt."
(Allerdings sollte nicht per Zufall ein spontaner Besucher eure Botschaften finden können!)

Versucht eurem Partner die Notwendigkeit eines ehrlichen Gesprächs klarzumachen!

Vertrau´ Dich keiner Freundin an!

Jede betroffene Frau kennt diese Momente, wo man vor Verzweiflung nicht mehr ein, noch aus weiß. Wir brauchen und suchen jemanden zu Reden.

Das dringende Bedürfnis unsere Probleme Jemanden anzuvertrauen, unseren Tränen freien Lauf zu lassen, Verständnis für unsere quälende Lage und vielleicht ein paar Ratschläge zu erhalten, verspüren wir oft.

Was liegt da näher als sich der besten Freundin anzuvertrauen?

Tut es bitte nicht!

Eure beste Freundin hat einen besten Freund und Partner! Nichts wird so schnell dem Nächsten weiter-"anvertraut", als Geschichten über das Thema Nummer 1!

Mag eure Freundin euch auch ihre Verschwiegenheit versprechen, haltet den Mund, auch wenn´s verdammt schwer fällt!

Sucht Hilfe, wo ihr Kompetenz und Verschwiegenheit garantiert bekommt!

Wendet euch an eine Selbsthilfegruppe, an euren Frauenarzt / Ärztin, oder eine andere auf das Thema spezialisierte Kontaktperson.

Selbsthilfegruppen bieten euch telefonische oder schriftliche Hilfe bei all euren Problemen an. Ihr bleibt völlig anonym, und unterhaltet euch mit Betroffenen, denen all eure Probleme bestens bekannt sind!

Hier erfahrt ihr Verständnis und die ein oder andere Erklärung für das Verhalten und die Emotionen eures Partners, sowie Ratschläge, die euer Gesprächspartner/in gezielt auf die Probleme in eurer Beziehung geben kann.

So sehr sich die Probleme von uns Frauen gleichen, jede Frau und jeder Mann haben eigenständige Charaktere und jede Beziehung eine andere Dynamik und Struktur.

In einem Gespräch mit einem Berater einer Selbsthilfegruppe könnt ihr somit eure eigene, individuelle persönliche Situation erörtern und er wird sich jegliche erdenkliche Mühe geben euch zu helfen.

Überraschungsdinner liegen schwer im Magen

Unsere Partner entwickeln die pfiffigsten und erfinderischsten Ideen vor Nähe zu flüchten und ihr Seelenleben hinter dickstem Beton einzumauern.

Aber wir Frauen vertrauen unserer weiblichen Intuition und unserem Bauchgefühl und haben ein Händchen dafür, unsere Männer um den Finger zu wickeln.

Denken wir zumindest!

Und, da Liebe ja angeblich durch den Magen geht und Männer im Tunnelblick auf weibliche Reize den Verstand verlieren, kommen wir natürlich auf die raffinierte Idee, unseren Partner mit einem Candlelight-Dinner zu überraschen.

Tolle Idee - hatten fast auch alle von uns!

Wir hüllen uns in sündhaft teure neue Dessous, schminken uns wie die Models bei Heidi Klum, kreieren fantasievoll ein traumhaftes 5 Gänge-Menü, decken den Tisch, als erwarten wir Howard Carpendale zum Abendessen, stellen Kerzen auf und suchen die alte Kuschelrock-CD aus dem hintersten Schrank.

Erwartungsvoll stieren wir auf die Türe, können es gar nicht mehr aushalten vor Aufregung und Stolz, dass das ersehnte Objekt unserer Begierde endlich die festlich dekorierte Bude betritt und freuen uns riesig auf die "gelungene Überraschung".

Aua!

Betritt der Mann eures Herzens die Bude wird er erst einmal perplex auf eure tolle Überraschung reagieren und sämtliche Hirnaktivitäten auf Höchstleistung powern.

"Den wievielten haben wir heute? Jahrestag, Hochzeitstag...? Hab ich irgendein Datum verpennt...?"

Er wird euch verwundert danach fragen und, wenn ihr ihm dann Irgendetwas von "mal wieder gemütlich zusammen hocken..." oder "ich hab einfach mal Lust gehabt uns was Tolles zu kochen..." in die Ohren säuselt, bekommt er Panik!

Jede primitive Stulle mit Fleischwurst wäre im lieber, als dieser *schwer verdauliche Romantikdruck!*

Überraschungen sollen überraschend sein und Jemanden völlig unvorbereitet in eine tolle Situation bringen. Man freut sich auf den *Überraschungseffekt,* um den damit Beschenkten zu überrumpeln!

Euer Partner jedoch weiß bestens, was ihr im Schilde führt und *hat den Braten längst gerochen.* Er kann nicht flüchten und ist der Situation hilflos ausgeliefert und in höchstem Maße überrumpelt. Sein Appetit auf euer Traumdinner ist beim bloßen Anblick des mühevoll gedeckten Tischs gesättigt!
Er wird zwar artig seine Teller leeren und euch loben, aber euer Ziel, ein Aufflackern seiner Gefühle, eine Aussprache in ruhiger Atmosphäre zu bewirken, werdet ihr nicht erreichen.
Ihm wird jeder Bissen im Hals stecken bleiben!

Auch eure Dessous bleiben unangetastet. Er wird sie heimlich schielend beim Zubettgehen registrieren, aber euch gegenüber ignorieren!
Eure Hoffnung seine Libido durch diese geplanten Verführungsideen zu erwecken, reizt maximal seine Streitlust!

"Und führe ihn nicht in Versuchung..." – diese Tour könnt ihr meist knicken!

Ihr solltet Gespräche immer vorher vereinbaren, damit sich niemand in die Enge gedrängt fühlt und völlig unvorbereitet einer Situation ohne Vorankündigung hilflos ausgeliefert ist!

Was ist euch in der Beziehung wichtig?

Habt ihr Zweifel, eure Beziehung, so wie sich darstellt und eventuell auch weiterhin bleiben wird, als für euch lebenswert und liebenswert zu empfinden?

Zweifel sind per se nicht unbedingt etwas Destruktives, sondern bisweilen auch ganz produktiv.

Wo stehe ich? Was will ich? Entspricht meine Vorstellung dieser Partnerschaft und meinen Bedürfnissen momentan und in Zukunft meinen Wünschen?

Wichtig in dieser Bilanz des "Soll- und Ist- Denkens" ist jedoch stets auch die Berücksichtigung dessen, was als realistisch tatsächlich möglich und zu erwarten sein darf.

Nur, wenn ihr in der Lage seid, unrealistische Vorstellungen und falsche Mythen bei diesen Zweifeln auszuklammern, sind solche Fragen sehr förderlich und gewinnbringend. Völlig überzogene Medienberichte in Klatschzeitungen, die uns über die Sex- und Liebesgewohnheiten anderer Paare Durchschnittswerte vermitteln wollen, sollten wir nicht als Orientierungsmaßstab sehen. Solche, oft wissenschaftlich sehr fragwürdige Aussagen irritieren meist mehr und entbehren realer Glaubwürdigkeit, was den wahren Beziehungsalltag und die Leidenschaft betrifft, als dass sie uns hilfreiche Vergleiche bieten.

Dinge und Verhaltensweisen, die nicht machbar sind, solltet ihr niemals erwarten und fordern.

Welche Bedürfnisse stellt ihr an Nähe und Sexualität?

Welche Erwartungen an Nähe, Kuscheln, Zärtlichkeit und Sexualität innerhalb einer Beziehung habt ihr?

Diese Frage kann nur jede Frau alleine für sich selbst beantworten.

Manche Frauen sind bereit auf Sexualität zu verzichten, die wenigsten allerdings auf zärtliches Miteinander.

Da Männer mit einer unbehandelten ED dennoch orgasmusfähig sind, besteht durchaus auch die Möglichkeit ohne ausgeführten Geschlechtsakt lustvollen Sex miteinander zu haben.

Sex und Zärtlichkeiten sind nicht unbedingt abhängig von der Penetration des männlichen Gliedes. Lustvolle Formen der Sexualität lassen sich durch Mund und Hände ebenso austauschen und vielleicht erweckt ihr eure Sinne wieder völlig neu und intensiv und entdeckt gemeinsam erogene Zonen, die ihr früher gar nicht so beachtet habt.

Die Welt der Sexualität bietet mehr als nur den Koitus, überlasst eure Körper und Sinne einfach mal der Fantasie und des Sich-Hingebens.

Sexualität bietet euch, als Bindeglied zweier Partner, die größtmögliche Nähe, den Genuss den Atem und die Berührungen des anderen auf eurer Haut zu spüren, sowie das Glücksgefühl des engsten Kontakts zweier Herzen, die sich in diesen Momenten am nächsten sind und füreinander schlagen.

Ihr genießt das Glücksgefühl der Zärtlichkeit und des Fallen-Lassens, das euch die Welt um euch herum vergessen lässt, die Sehnsucht die Zeit anhalten zu wollen und mit dem Partner nur noch "eins" zu bleiben, *weil es keinen tieferen Ausdruck von Innigkeit gibt*. Dennoch bedeutet Sex aber auch Bestätigung, sowie das Gefühl geliebt und begehrt zu werden.

Wenn ihr euch zusammen mit eurem Partner auf für beide akzeptable Kompromisse einigen könnt, ist das völlig in Ordnung. Nur ihr könnt für euch selbst entscheiden, wozu ihr bereit seid verzichten zu können, und worauf nicht. Vielleicht findet ihr eine partnerschaftliche Ebene, auf der ihr euch treffen und zu beider Zufriedenheit bewegen könnt.

Und vergesst dabei nie:

> *Jeder Mensch muss das Glück in sich selber suchen, der Partner ist dafür nicht verantwortlich.*

Eskalation der Distanz = Schwefelsäure für die Beziehung

Zeit heilt keineswegs immer alle Wunden

Wer sich immer nur nach einem aufrichtigen, ehrlichen und klärenden Gespräch sehnt, und es ab einem gewissen Zeitpunkt auch zu Recht erwartet, *resigniert*.

Die Anzahl der Frauen, die ihre Partner trotz verbliebener Gefühle verließen, wenn diese sich zu keiner Kooperation bereit erklärten, war erheblich.

Fast alle betroffenen Partnerinnen berichteten, mit der ED ihrer Männer prinzipiell durchaus leben zu können, aber nicht mit dem Entzug von Nähe und Zärtlichkeiten. Die Partnerschaft entsprach nicht mehr ihren Grundbedürfnissen nach emotionaler Nähe!

Nähe ist das Bindeglied einer Beziehung

Wenn sämtliche Kooperationsversuche kläglich scheitern entwickelt sich irgendwann das Gefühl der *Frustration und Perspektivlosigkeit*.

Es ist nur zu normal, dass sich irgendwann ein Moment einstellt, in dem "frau" begreift, dass sie die Hoffnung auf ein vertrauensvolles Gespräch, die Bereitschaft des Partners, aktiv gegen die Krise gegenzulenken und sich dem Problem zu stellen, aufgeben muss.

Wenn man sicher ist, dass der berühmte Knoten, der euren Partner zum Handeln bringen kann, niemals platzen will, erlischt auch der letzte Funken Hoffnung.
Irgendwann erwarten wir von unserem Partner, dass er sich in dieser schwierigen Phase, offenbart. Dass er einfach endlich ehrlich ist, wenn er mit dem Rücken an der Wand steht.

Wo ein Wille ist, ist auch ein Weg!

Das Unverständnis für die fehlende oder ausbleibende Kooperation seitens unseres Partners eskaliert zu Wut!

Es gibt tatsächlich nur einen einzigen Weg, die Beziehung zu retten, und der beginnt mit einem vertrauensvollen und offenen Gespräch, dessen Ziel es sein sollte, dass euer Partner sich dem gemeinsamen Problem stellt, und die Bereitschaft aufbringt, sich helfen lassen zu wollen.

Ist euer Partner aber nicht bereit diesen Weg zu gehen und Schritte zur Wiederherstellung der harmonischen Balance zu gehen, werdet ihr irgendwann nicht mehr bereit sein, diese Stagnation zu ertragen.

Die partnerschaftlichen Probleme durch eine ED sollten wir als Krise behandeln, ein Dauerzustand darf niemals entstehen!

Wir waren zu jeglicher Hilfestellung bereit, bewiesen unserem Partner unsere Liebe, versuchten seine Eifersucht, schlechte Laune, sein Einbetonieren von Nähe und Gefühlsbestätigung und seine Gesprächsverweigerung zu verstehen.

Aber natürlich wollen wir diesen Zustand nicht auf Ewig akzeptieren. Wir haben ihm alle Zeit der Welt gegeben sich zu ändern und eigenständig einen Schritt zur Besserung unserer Beziehungsproblematik beizutragen, aber er reagiert einfach nicht, blockt ab, "mauert" und zeigt sich immun gegenüber unseren Appellen Hilfe annehmen zu wollen.

Irgendwann verstehen wir, dass er trotz all unserer Bemühungen keinerlei Motivation zeigt und dem Problem nicht entgegenlenken will, unsere Hoffnung und Motivation ist verpufft:

Die Beziehung versickert im "Standby"- Modus, wir bewegen uns im Stillstand.

Wir geben auf, da wir der *Abwärtsspirale* unserer Beziehung, die unser Partner nicht bereit ist zu durchbrechen, verständnis- und hilflos gegenüberstehen.

Wir beginnen uns, mit der Zeit vom Partner zu distanzieren.

So ganz bewusst und geplant ist unsere Reaktion auf sein unkooperatives Verhalten zwar nicht, aber wir verlieren unweigerlich unser Vertrauen und zweifeln, ob eine Fortführung dieser Partnerschaft entgegen aller Vernunft noch eine Zukunftsperspektive hat.

Würde der Partner, der die enorme Belastung für die Beziehung ja nun ebenso erlebt, uns lieben, so würde er aktiv gegensteuern, dass wir uns als Paar nicht verlieren.
Zudem, da ihm völlig bewusst ist, dass er in einer eventuellen neuen Beziehung vor dem gleichen Problem stehen wird.

Es kommt der Zeitpunkt, dass sich beide Partner entfremden. In belanglosen Gesprächen fallen ebenso belanglose Sätze, die der andere auf die durch ED entstandene Beziehungsproblematik bezieht.
Meist völlig missverstandene "Andeutungen" gelangen "in den falschen Hals" und schon ist ein handfester Streit entfacht.
Irgendwann versuchen beide solchen Disputen aus dem Weg zu gehen und kommunizieren verbal nur noch auf *Sparflamme.*

Die Fronten sind dann so verhärtet, dass beide sich immer weiter voneinander entfernen und abkapseln. Man hat sich nur noch das Nötigste zu sagen; das Interesse am Leben und an den Gefühlen des Partners schwindet, Gleichgültigkeit ersetzt den einstigen Platz an Interesse am Leben des Anderen.

Wenn aus der einstigen Liebesbeziehung aufgrund der ED-Probleme nur noch eine GmbH übrig bleibt, die Partnerschaft sich so interpretiert, dass einen der "Partner schafft" anstatt, dass jeder Partner seinen "Part schafft", ist guter Rat gefragt, sonst droht unweigerlich die Trennung.
Eine "Beziehung" sollte Etwas zusammenfügen. Sich zu "Entziehen", bedeutet Etwas "wegzunehmen", es dem Partner nicht mehr zugänglich zu machen.

Wenn am Ende des Tunnels kein Licht mehr im Dunkeln zu erkennen ist und die Beziehung in einer Sackgasse angekommen ist, besteht ohne kompetente und professionelle Hilfe kaum noch eine Chance die Partnerschaft zu retten!

Man nimmt sich gegenseitig nicht mehr ernst und zweifelt an der Glaubwürdigkeit des Partners!

Der US-Psychologe Martin Seligmann bewies bereits in den 70er Jahren, dass eine zu negative Sicht der eigenen Person zu "gelernter Hilflosigkeit" führt.
Anstatt die Motivation zu entwickeln gegenzusteuern, findet man sich mit dem Schicksal ab und resigniert. Man steckt den Kopf in den Sand und gibt auf.

Völlig kontraproduktiv!

Also gebt nicht zu schnell alle Hoffnung auf und resigniert nicht, denn ein Partner, der euch liebt und die Beziehung erhalten will, handelt, um sie nicht zu verlieren!

Tut er das nicht, liebt er euch nicht!

Abblocken – Blockieren – Blockade – Ausweglosigkeit = Trennung?

Wir können unseren Partner nur so lange unterstützen, Verständnis zeigen, Hilfe und Vertrauen vermitteln, wie er bereit ist kooperativ mit an einem Strang zu ziehen.
Nur gemeinsam sind wir stark als Paar!

Blockt unser Partner jedoch jegliches Gespräch ab und ignoriert die Probleme, *blockiert* er einen gemeinsamen Weg, der es uns ermöglicht unsere Emotionen auszutauschen und uns Überlegungen zu Lösungen machen zu können.
Geschieht dies über einen längeren Zeitpunkt entwickelt sich eine beiderseitige *Blockade!*

Ein vertrauter und ehrlicher Dialog ist nicht mehr möglich und alle offenen Fragen bleiben unbeantwortet. Die einstige Gemeinsamkeit verkümmert zu Einsamkeit und wir leben nicht mehr miteinander, sondern nebeneinander her.

Wir werden uns immer fremder.

Frustration macht sich breit und unsere Motivation wandert irgendwann auf den Nullpunkt zu.

Macht es Sinn gegen Windmühlen zu kämpfen?
Wann beginne ich mich selbst aufzugeben?
Was ist mir eine Partnerschaft mit diesem Mann, der Nichts für die Beziehung tut, noch wert?
Ist das tatsächlich noch der *"Mr. Right"*, den ich noch immer liebe und begehre?

Wann hört auch bei allem Verständnis meine Liebe auf?

Emotionen wie Unverständnis und Perspektivlosigkeit, dass der Partner sich nicht äußern will und völlig destruktiv und unkooperativ tatenlos zusieht, wie die Partnerschaft zugrunde geht, erwecken in uns Wut und die Einsicht, dass der

Verstand uns zur Trennung rät!

Man begreift, dass man sich selbst aufgibt, wenn man an der Partnerschaft weiterhin festhält, denn alle Hoffnungen, dass der Partner sich in kleinster Weise ändert, sind verflogen!

Würde er uns lieben und der Erhalt der Beziehung wäre ihm ebenso wertvoll, wie uns, hätte er längst alle Hebel in Bewegung gesetzt, um wenigstens einen minimalen Schritt zu tun, um die Situation zu verbessern.

Wir begraben alle Hoffnungen und Erwartungen.

Was zu viel ist, ist zu viel und genug ist genug.

Eine Beziehung besteht aus Geben und Nehmen, ein gemeinsames Leben stellt Anforderungen und wird immer wieder neu auf die Probe gestellt, Stillstand darf es niemals geben.

Geht die Bemühung eine Beziehung aufrecht zu erhalten und Probleme zu erkennen und lösen zu wollen allerdings immer nur von einem Partner aus, stehen die Chancen zum Erhalt der Beziehung mehr als schlecht.

Bewegt sich die Waage zwischen Geben und Nehmen dauerhaft auf Fehlbelastung entwickelt sich ein unüberbrückbarer *Machtkampf*.

Wenn Leidenschaft nur noch Leiden schafft - Schlussstrich vor der Selbstaufgabe

Wenn Leidenschaft nur noch Leiden schafft ist eine Trennung oftmals kaum noch zu vermeiden.

Als Einzelkämpfer erreiche ich keine Problemlösung.

Es nutzt die beste Paar- oder Sexualtherapie nichts, wenn ihr alleine dort hingeht.

Den Weg aus dieser Sackgasse hat euer Partner blockiert und die Suche nach einem Wendehammer kann nur durch ein gutes "Navi" in seinem Kopf und seinen Gefühlen, gefunden werden.

So gut wie alle Frauen, die sich nach einem sehr langen Zeitraum der "vergeblichen Liebesmüh" in dieser Situation befanden, zogen die Reißleine und trennten sich.

Viele haben sich bei diesem Schritt nicht aufgrund mangelnder Gefühle gegen den Partner, sondern für sich selbst entschieden und für einen neuen Lebensabschnitt! Meist ohne, dass ein neuer Lebenspartner diesen Entschluss beeinflusste.

Die meisten gaben an, ihr Ego und ihre Selbstsicherheit, den Glauben an sich selbst und die Fähigkeit sich selbst lieben zu können fast verloren gehabt zu haben, bevor sie sich zur Trennung entschieden.

Und, wenn eine Trennung die letzte Lösung ist, denkt an die Worte von Meditations-Ikone Jack Kornfield:

"An der Stelle, wo es gebrochen ist, kann unser Herz stark werden".

ED im Alter - auf Sexualität und Zärtlichkeit verzichten?

Sex ist das persönlichste Kommunikationsmittel und Bindeglied in einer partnerschaftlichen Beziehung. Das Alter spielt da keine Rolle.

Es gibt Paare, die seit Jahrzehnten zusammen sind und in all diesen Jahren genügend erfüllten Sex erleben konnten, dass ihre Libido nicht mehr so groß ist.

Beide finden sich damit ab, dass der Mann halt altersbedingt nicht mehr so häufig kann und der Männerspruch: "Weihnachten und Ostern sind öfter im Jahr!" eine ganz normale Degeneration des männlichen Körpers beschreibt.

Unsere Eltern kannten keine Potenzpillen und akzeptierten die Situation ohne großes Gerede. "Es ist halt so und Basta!" – "Der Olle ist impotent, das bringt das Alter irgendwann mit sich".

Eine große Anzahl älterer Menschen wiederum möchte auf gegenseitige Zärtlichkeiten nicht verzichten. Auch, wenn teilweise ein Koitus nicht mehr den angestrebten Mittelpunkt der sexuellen Aktivitäten bedeutet, entwickeln viele ältere Männer und Frauen viele stimulierende Methoden, körperliche und seelische Zufriedenheit zu erlangen. Viele entwickeln ihre Sexualität auf völlig neue und kreativste Art und Weise neu.

Seit der Erfindung von Viagra und Co. hat sich die Einstellung älterer Paare deutlich verändert. Vor allem bei länger verheirateten Paaren, die eine sehr harmonische und vertraute Beziehung führen und jenseits großer Hemmungen ihre sexuellen Bedürfnisse gemeinsam ausleben und genießen.

Sie haben ihre Vertrautheit und Offenheit nicht verloren und haben sogar die Chance im Alter ihre Intimität auf diese Weise zu vertiefen und eine neue Sinndimension zu finden.

Der Orgasmus als Ziel des perfekten Sex weicht liebevollen und zärtlichen Berührungen.
Das Thema "Alles oder Nichts" stellt sich diesen Paaren nicht.

Dennoch gaben im Allgemeinen einer Studie zufolge 51 % befragter Frauen zwischen 60 und 70 Jahren an, sich aufgrund der ED ihres Partners persönlich abgewertet, oder abgelehnt zu fühlen. Für sie waren die Versagensängste und das Vermeidungsverhalten ihrer Männer oft nicht nachvollziehbar.

Sie klagten über sexuelles Desinteresse ihrer männlichen Partner.

Die Männer jedoch erwähnten in dieser Umfrage Erektions- und Ejakulationsprobleme, Langeweile durch "Gewohnheitssex", *aber keinerlei Nachlassen der Libido!*

Auf die Frage, wovor sich Männer im Alter am meisten fürchten gaben einer Umfrage zufolge an:

Rang 1: Potenzstörungen
Rang 2: Vermissen von Zuneigung
Rang 3: Vermissen von Versorgen und umsorgt zu werden.

In der heutigen schnelllebigen Zeit halten Beziehungen aber oft kaum noch ein ganzes Leben lang und wir entwickeln nicht so schnell den Gewohnheitsfaktor, dass für uns Sex irgendwann immer belangloser wird.

Aber auch in lange währenden Ehen und Partnerschaften haben wir heutzutage das Thema Sexualität ab einem gewissen Alter nicht ad acta gelegt.

Gegenseitige Zuneigung, Zärtlichkeit und Körperkontakte vermitteln uns Nähe, Geborgenheit, Zuwendung, Lebensfreude und Sinnfindung. Wir erfahren Selbstbestätigung, Selbstachtung und Selbstwertgefühl.

Und wir wollen ihn nicht verlieren, diesen Schub an Glückshormonen, der unserer Seele und unserem Körper einfach nur gut tut.

Die Lebenserwartung von uns steigt Jahr für Jahr und der Natur kann man durch Potenzmittel so manches Schnippchen schlagen.

Erika Berger hat ein Buch über das Thema Sex im Alter veröffentlicht, um diesem

Tabuthema mehr Medientransparenz und Akzeptanz zu verschaffen. Ebenso predigte Oswald Kolle über mehr gesellschaftliche Beachtung und Anerkennung sexueller Libido und Aktivität älterer Menschen.

Meine persönliche absolute Hochachtung gilt allerdings der betagten Sexualtherapeutin Dr. Ruth Westheimer, die in verblüffend offener Weise im Jahre 2008 das Buch *"Silver Sex, wie Sie Ihre Liebe lustvoll genießen"* veröffentlichte (*erschienen im Campus Verlag*).

Aber ohne Gespräche, Offenheit und gegenseitiges Vertrauen gelingt auch die Vitalerhaltung der Sexualität im Alter nicht, wenn behandlungsbedürftige und therapiefähige Potenzprobleme auftreten!

Hier noch ein paar Zahlen aus wissenschaftlichen Befragungen:

Bei einer Befragung von 3000 US- Bürgern zwischen 57 und 85 Jahren bezeichneten sich 73 % der 57 bis 64 jährigen als sexuell aktiv, bei den 65 bis 74 jährigen waren es noch 53 %, bei den 76 bis 85 jährigen noch 26%. Die Hälfte der befragten Alten gab an, mindestens ein sexuelles Problem zu haben. Bei den Frauen war dies bei 43% mangelndes Verlangen, bei 39 % mangelnde vaginale Lubrikation und bei 34 % eine Anorgasmie. Bei den Männern bestand bei 37 % eine erektile Dysfunktion, 14 % der Männer setzten Medikamente oder Nahrungsergänzungsmittel ein um ihre Sexualfunktion zu verbessern. Ältere Menschen, die sich krank fühlten, waren seltener sexuell aktiv.

Ganze 38% der Männer und 22% der Frauen hatten seit ihrem 50. Lebensjahr mit ihrem Arzt über sexuelle Schwierigkeiten gesprochen!

Die Diagnose einer Impotenz wird bei Männern seit Einführung von Viagra 2-3-mal häufiger gestellt, was sicherlich nicht mit einer objektiven Zunahme, sondern mit der größeren Bereitschaft Hilfe zu suchen, aber auch mit höheren Ansprüchen an das Sexualleben zu erklären ist.

Ein nettes Witzchen möge mir hierzu auch erlaubt sein:

Als Maria erfuhr, dass ihr ältlicher Großvater gerade gestorben war, ging sie direkt zum Haus ihrer Großeltern, um ihre Großmutter zu trösten.

Als sie fragte, wie ihr Opa gestorben sei, antwortete ihre Großmutter, dass er, während sie ihren Sonntag-Morgen-Sex hatten, einen Herzanfall erlitt.

Entsetzt erklärte Maria ihrer Oma, dass wenn zwei Menschen, die fast 100 Jahre alt seien, noch miteinander schliefen, das Schicksal regelrecht herausforderten.

"Oh nein, meine Liebe," antwortete die Oma. "Vor vielen Jahren, als uns unser voranschreitendes Alter klar wurde, fanden wir heraus, dass die beste Zeit, "es zu tun", dann war, als die Kirchenglocken zu läuten begannen.

Es war genau der richtige Rhythmus, nett und langsam und gleichmäßig:

Nicht zu anstrengend, einfach: "rein" beim Ding, "raus" beim Dong."

Sie musste unterbrechen, wischte sich eine Träne weg und fuhr fort:

"Und wenn dieser verdammte Eiscremewagen mit seinem blöden Gebimmel nicht vorbeigefahren wäre, wäre er heute noch am Leben...!"

Das erste Mal nach langer Zeit – Ihr habt euer Ziel erreicht

Das erste Mal nach langer Zeit wieder gemeinsamer Sexualkontakt

Zuallererst möchte ich euch beiden herzlich zu eurem Glück gratulieren.

Ihr habt's geschafft den wichtigsten Schritt zu gehen. Auch wenn der Weg steil und mühsam war und ihr über etliche Brücken gehen musstet um die Lösung eures Problems zu erreichen: ihr habt euer Ziel erreicht.

Der Rest wird für euch ein Kinderspiel sein.

Endlich könnt ihr frei von allen Ängsten, Verzweiflung und Chaosgefühlen wieder Nähe, Zärtlichkeiten und Sexualität miteinander austauschen und erleben.

Ihr könnt euch wieder ganz offen fallen lassen und eure Liebe und Sexualität neu entdecken und entfalten.

Euer Partner braucht sich nicht mehr ängstlich und unter Druck auf die Erhaltung seiner Erektion zu konzentrieren, sondern kann sich wieder völlig frei von Beklemmungen eurem und seinem Körper widmen.

Der Teufelskreis ist durchbrochen und besiegt!
Aber erwartet beim ersten Mal keine Wunder!

Denkt daran, ihr hattet lange Zeit keinen zufrieden stellenden Sex mehr.

So gut man sich kennt und davon ausgeht, dass sich eure Körper ganz von selbst wieder wie in alten Zeiten aufeinander einstellen und sich womöglich noch in wilder Leidenschaft verschlingen, ganz so einfach ist das am Anfang manchmal nicht.

Gewisse Hemmungen, Beklemmungen und Restängste habt ihr meist noch im Hinterköpfchen, da kann die Libido noch so groß sein.

Setzt die Erwartungen niedrig an, dann seid ihr nicht enttäuscht, wenn die ersten Male vielleicht nicht so auf Anhieb gelingen.

Das Thema "Alles oder Nichts" sollte niemals die Basis der Suche eures Wiederfindens bedeuten.
Stellt nicht den Orgasmus an erster Stelle des perfekten Sex, sondern sucht das Ziel in liebevollen und zärtlichen Berührungen.

Redet vielleicht vorher darüber, aber nur wenn ihr glaubt, dass euch das vielleicht beiden gut tut.

Lasst euren Partner den Zeitpunkt für euren ersten Austausch von Zärtlichkeiten von sich aus wählen. Lasst ihm Zeit, überrennt ihn nicht, ihr habt jetzt alle Zeit der Welt euer Sexualleben wieder zu genießen.
Lasst ihn auf euch zukommen, lasst euch fallen und sprecht ihn bei seinen ersten Versuchen nicht darauf an, dass ihr Angst hättest, es könnte vielleicht nicht klappen. Diese Unsicherheit empfindet er auch.
Ansonsten lasst einfach alles ganz in Ruhe auf euch zukommen, genießt es euch wieder völlig nah zu sein, nackt in den Armen zu liegen und lasst alles, was sich dann ergibt einfach ungezwungen und locker auf euch zukommen und sich von selbst entwickeln!

Der sexuelle Beischlaf sollte nicht das Ziel eures Zusammenfindens sein, genießt erst einmal eure körperliche Nähe und euer neu gewonnenes sexuelles Vertrauen.
Wenn er seine sexuelle Selbstsicherheit durch eine gelungene Erektion wiedererlangt hat, wird er der glücklichste Mann der Welt sein!
(und Du die glücklichste Frau!)

Ihr werdet überrascht sein wie leicht euch beiden der Sex wieder fällt!

Ich wünsche euch von Herzen eine schöne und erfüllte Zeit miteinander!

Teil 3 - Berichte von Betroffenen

Wie bereits ganz am Anfang des Buches berichtet, als ich euch beschrieb, wie und warum dieses Buch entstand, habe ich sehr viele Berichte von Frauen, aber auch von Männern erhalten. Ich hätte niemals daran gedacht, wie viele Frauen unter derselben Problematik leiden und sich gegenseitig ihren Frust in Internet-Foren von der Seele schreiben, sich beratschlagen und gegenseitig aufmuntern.

Es war erschütternd immer wieder davon zu lesen, dass Frauen alles Machbare versuchten, um ihre Partnerschaften zu retten.

Die allermeisten litten an der Gesprächsverweigerung und dem Entzug von Nähe und Zärtlichkeit seitens ihres Partners.

Direkt gefolgt aber auch schon von der Suche der Ursachen bei sich selbst, wenn das Problem noch nicht allzu lange bestand und sie sich über die Erektionsprobleme des Partners noch gar nicht so richtig im Klaren waren. Diese Frauen projizierten die "Schlappen" meist zu allererst auf sich selbst.

Sie zweifelten an ihrer Attraktivität, ihren sexuellen Fähigkeiten den Partner befriedigen zu können, und hatten große Angst, der Partner würde sie verlassen. Viele vermuteten, dass eine andere Frau dahintersteckt.

Fast alle Betroffenen, die sich die Diagnose einer ED irgendwann dann aber definitiv selbst erklären konnten, litten an der Gesprächsvermeidung und dem Näheentzug des Partners. Sie berichteten über massive Verluste des Selbstwertgefühls, der schlechten Einschätzung der eigenen Attraktivität und der Identifikation als Frau. Sie fühlten sich von ihren Partnern als nicht mehr begehrenswert betrachtet zu werden.

Das mir völlig absurd und prägnant Erscheinende war, dass doch eigentlich die betroffenen Männer an ihrer sexuellen Attraktivität, ihres Selbstwertgefühls und ihrer Selbstsicherheit zweifelten, dass aber die Resonanz dieser Zweifel sich im Verhalten und den Ängsten ihrer Partnerinnen entwickelte und widerspiegelte.

Somit begründeten sich die Verlustängste der Frauen und das Infragestellen des eigenen weiblichen Bewusstseins im emotionalen und körperlichen Bereich fast ausschließlich als Resultat des Fehlverhaltens ihrer Partner.

Eine Statistik kann und möchte ich mir hier nicht anmaßen, dennoch ergaben sich im Allgemeinen folgende Reaktionen der betroffenen Frauen:

Frauen, deren Männer sich Gesprächen stellten und sich bei der Bewältigung der Probleme aktiv verhielten und somit bereit waren dagegen anzugehen, verließen ihre Partner so gut wie nie, wenn das Vertrauen, die Nähe und Zärtlichkeit innerhalb der Partnerschaft weiter bestand.

Frauen, die sich mit dem Problem alleingelassen fühlten und deren Männer die Potenzprobleme als nur auf die eigene Person reflektierten und mit sich selbst alleine ausmachen wollten, verließen ihre Männer relativ häufig nach einem gewissen längeren Zeitraum. Jedoch erst dann, wenn sie alles für sie menschenmögliche versucht hatten, den Partner zum Gegenlenken und zur Problemlösung zu animieren. Sie trennten sich aus Unverständnis und zweifelten an, dass ihre Partner sowohl sie, als auch die Partnerschaft noch als wertvoll betrachten würden. Ihre Hoffnung und Zuversicht, dass er Eigeninitiative entwickeln würde, hatten sie verloren.

Jüngere betroffene Frauen und solche, deren Partnerschaft noch nicht über Jahrzehnte bestand, verließen ihre Männer eindeutig früher und öfter, wenn diese keinerlei Bemühungen und Aktivitäten des Gegenlenkens bezüglich der Beziehungsproblematik zeigten, als ältere Frauen und solche, die bereits seit Jahrzehnten zusammenlebten.

Sehr wenige Frauen zeigten keinerlei Verständnis für die Probleme ihres Partners und verließen ihn innerhalb kürzester Zeit.

Wobei zu bedenken ist, dass sich diese Frauen erst gar nicht in den Foren informieren und ihre "Dunkelziffer" durchaus höher liegen kann!

Frauen, deren Partnerschaft trotz ED inzwischen glücklich und zufrieden verläuft, weil beide Partner eine Problemlösung und Bewältigung gefunden haben, meldeten sich natürlich auch kaum weiterhin! Warum hätten sie sich noch für die Foren, oder meine Anzeige interessieren sollen? Aber sehr Viele gaben ein positives Feedback zurück und dankten für die Hilfestellung. Einige helfen heute anderen Paaren und geben ihre Erfahrungen weiter.

Selten meldeten sich auch Frauen zu Wort, deren Beziehung gerade erst einmal seit ein paar Wochen bestand. Diese Aussagen erwähne ich hier nicht, da sie keinerlei Relevanz ergaben. Nach einer so kurzen Zeit des Zusammenseins können Erektionsprobleme vielfältige Gründe haben, die sich häufig aus einem noch "frischen" Zustand des sich Kennenlernens ergeben.

Eine Betroffene berichtete allerdings, dass, nachdem sie jahrelang vergeblich um Nähe, Zärtlichkeit, Gespräche und einen Arztbesuch ihres Mannes gekämpft und gebettelt hatte, als dieser sich dann endlich in Behandlung begab, selbst unter einer Blockade litt.
Sie hatte ihr sexuelles Selbstbewusstsein verloren und zweifelte an ihrer Attraktivität. Somit hatte nun plötzlich, als alles geklärt war, sie das Problem, Nähe und Sexualität zulassen zu können.

Das Zitat einer betroffenen Frau und Moderatorin eines Forums wird mir immer in Erinnerung bleiben:
"Sex ist nicht alles. Wer eine ED hat, kann nichts dafür, wer aber gegen seine ED nichts unternimmt, und das über Jahre hinweg, der hat die Liebe seiner Partnerin nicht verdient.
Liebe ist ein Geben und Nehmen und beruht auf Gegenseitigkeit.
Liebe hat auch etwas mit Wertschätzung zu tun und wer seinen Partner wertschätzt, der tut alles dafür, dass es dem Partner gut geht.
Wenn einer de Partner jahrelang nichts dergleichen tut, dann bestehen berechtigte Zweifel an der Aufrichtigkeit dieses Gefühls.
Sorry, ich habe viel, sehr viel Verständnis für Männer mit Erektionsproblemen und guter Sex muss nicht immer Geschlechtsverkehr bedeuten. Aber einen Partner, der sich um meine Bedürfnisse in keinster Weise kümmert, und der mir nie das Gefühl gibt begehrenswert zu sein und geliebt zu werden, den würde ich ohne Rückfahrkarte auf den Mond schießen!"

(Zitat von "Knutschkugel" aus dem Forum "Erektion.de")

Auszüge aus Kurzgeschichten betroffener Partnerinnen

... "Ich habe ihm immer wieder meine Liebe und meine Hilfe angeboten, aber wenn er nicht mit mir darüber reden will, mit wem dann? Ich bin doch nicht seine Krankenschwester. Beruflich steht er doch auch seinen Mann, ist erfolgreich und muss Verantwortung übernehmen, aber sein Verhalten hat mich eines Besseren belehrt. Er will einfach nicht eigenverantwortlich handeln. Ich fühle mich entsetzlich hilflos, weil er keinen Lösungsweg oder Ausweg sucht. Er unternimmt einfach nichts, aber er will mich auch nicht verlieren. Wie lange ich das noch durchstehen werde, weiß ich nicht."

... "Er sagt, er hat ein Problem. Aber ich habe doch auch ein Problem damit.
Die Sexualität betrifft doch unsere gemeinsame Sexualität. Ich, als Mann, würde alle Hebel in Bewegung setzten was dagegen zu tun. Er sagt an mir liegt es nicht. Er liebt und begehrt mich, aber es geht immer mehr Zeit ins Land und es wird nicht besser."

... "Er war absolut nicht in der Lage etwas zu ändern und gab mir die Schuld, ich hätte nicht genug Geduld und kein Verständnis, wenn er so weit wäre, dann würde er auch etwas unternehmen. Darauf warte ich seit 3 Jahren".

... "Wir sind seit über 20 Jahren verheiratet und ich denke inzwischen, dass mein Problem nicht die ED war, sondern seine sexuelle Zurückhaltung. Wenn man so lange mit einem Partner zusammenlebt sucht man verzweifelt nach einem Ausweg, um die Krankheit in den Griff zu bekommen. Das hat unsere Ehe massiv beeinträchtigt.
Wir hatten nur noch Streit, bis wir erkannten, dass es der mangelnde Sex und die fehlende Nähe war, die eine entscheidende Rolle für unser Auseinanderleben spielten. Wir hätten uns fast getrennt und wären früher oder später auseinander gegangen, weil wir kaum noch richtig miteinander gesprochen haben und mein Mann sich nicht eingestehen wollte, dass er eine ED hat. Er hatte regelrecht Panik und hat sich in seinem Wesen völlig verändert. Dann ist er doch noch zu einem Urologen gegangen und bekam Potenztabletten verschrieben. Wir haben uns sexuell wieder gefunden. Es war allerhöchste Zeit, ich hätte ihn ansonsten verlassen".

... "Er hat mir damals zum Schluss vorgeworfen, ich würde immer nur an Sex denken - ja, das habe ich auch und das ist normal, wenn man keinen Sex hat.

Zärtlichkeit, Sex, Begehren und das Gefühl begehrt zu werden ist ein Grundbedürfnis, das man weder verleugnen noch dem anderen vorenthalten darf."

... "Das Thema unserer Krise war für mich nicht das Potenzproblem sondern Nähe und Distanz. Jetzt werde ich mir wohl überlegen wie ich mein Problem lösen kann."

... "Wir haben etwas "Spannungen" wegen des Themas. Das wollte ich eigentlich vermeiden. Denn eine so empfindliche Sache sollte auch behutsam angegangen werden, denke ich.

Er meint ICH hätte damit ein größeres Problem als er. Meiner Meinung nach, haben wir beide ein Problem. Das ist wahrscheinlich nur gemeinsam lösbar. Da wir aber beide Individualisten sind, fällt das nicht so leicht."

... "Ich hatte es tatsächlich Liebe genannt, aber diese Liebe empfand ich letztendlich als völlig einseitig. Den Ruin der Partnerschaft hatte ganz allein er zu verantworten. Ich verabschiedete mich nach 8 Jahren mit diesen Zeilen:

Was nennst Du Liebe?

Näheentzug, Gesprächsverweigerung, Verächtlichkeit, Schuldzuweisungen, mangelndes Vertrauen und Null Interesse durch ein simples Gespräch und einen Arztbesuch wieder eine harmonische Basis zu schaffen?

Du sagtest, wir seien zu verschieden, wir sind es tatsächlich. Ich hatte immer nur Verständnis, wo keins mehr angebracht war und habe immer nur hoffnungsvoll gegeben, ohne eine emotionale Gegenleistung des Nehmensdürfens zu erhalten. Dieses Ungleichgewicht konnte ich nicht ändern, das konntest nur Du, tatest aber nicht den minimalsten Schritt.

Ich hatte um die Beziehung gekämpft, Du sprachst davon das auch getan zu haben, indem Du gegen tausend angebliche Lover gekämpft hättest. Du weißt, dass das Schwachsinn war, Dein Gegner warst Du selbst!

Andere Männer gab es in all den Jahren nicht und das hatte ich Dir in Briefen und Gesprächen hundertfach erklärt. Ich hatte mich für Dich entschlossen und Entschlüsse sind bei mir immer endgültig und kompromisslos, wenn ich sie durchziehe.

Ich habe durch Internetforen gelernt unsere Probleme mit und durch die ED besser analysieren, verstehen, aber auch bewältigen zu können. Und ich habe für mich die Bestätigung erhalten, dass es nach über 8 Jahren Hoffen auf einen Schritt Deinerseits zur Bewältigung des Problems völlig sinnlos ist, dieser Illusion weiterhin Glauben zu schenken. Ich hatte Dir gesagt, dass ich die Männlichkeit eines Partners nicht an dem, was in seiner Hose steht oder fällt bemesse, sondern an ganz anderen Werten beurteile. Sex an sich nimmt innerhalb der 24 Stunden eines Tages nicht die wichtigste Position im Zusammenleben ein. Deine ED stellte für mich keine Schwäche Deiner Männlichkeit dar, Deine Schwäche bestand darin nicht Mannes genug sein zu wollen, Dich der Problematik dieser durchaus heilbaren Erkrankung zu stellen und sie anzunehmen, anstatt sich ihr zu unterwerfen. Du wusstest, ich hätte diesen Schritt Deinerseits mit Stolz und Anerkennung gewürdigt. Vorwürfe hätte ich Dir niemals gemacht. Für die ED an sich konntest Du nichts, aber Dein Umgang mit ihr, das bewusste und mutwillige Fehlverhalten bewirkte die Zerrüttung unserer Partnerschaft. Ich hatte Dich niemals als "krank" dargestellt, sondern Dir das völlig normale Geschehen der Natur klar zu machen. Wenn ich meine Tage nicht mehr bekomme, bin ich auch kein Krüppel- so wie Du behauptest, dass ich Dich so sähe!
Alles Gute für Deine Zukunft,
- Du hast sie Dir ja so ausgesucht.
Leb wohl!"

... "Wenn man von dem Mann, den man so sehr liebt, immer wieder abgeblockt und damit zurückgestoßen wird, geht das unglaublich an die eigene Substanz.
Obwohl ich eine gut aussehende, attraktive Frau bin, war ich zum Schluss mit meinem Selbstwertgefühl völlig am Ende - obwohl ich ganz genau wusste, dass es nicht richtig ist."

... "Ich habe mich nach 20 Jahren getrennt, weil ich keinen Ausweg mehr gesehen habe, trotz Offenheit und allen Versuchen, die möglich sind. Mein Mann wollte weder darüber reden, noch einen Arzt konsultieren. Ich habe die Hölle hinter mir und ärgere mich, dass ich ihm so viele Jahre lang beigestanden und in dieser Zeit meine körperliche Attraktivität logischerweise altersmäßig nachgelassen hat. Dieses Opfer war sein Verhalten nicht wert."

... "Ich sagte, mein Mann solle den Ernst der Situation begreifen und versuchen konstruktiv an der Lösung zu arbeiten, wenn er dazu nicht in der Lage sei, würde ich mir überlegen, ob es für mich möglich ist, so zu leben. Ich konnte das nicht."

... "Bei uns ging die Krise so weit, dass wir uns auch "anderweitig" umgesehen haben. Da hatte er das Problem auch. Ich finde dieses Gefühl, dass es mit anderen auch nicht klappt, bzw. gar nicht klappt auch befremdlich. Aber gerade finde ich wohl Alles etwas merkwürdig!"

... "Ich sprach dann mit meinem Frauenarzt darüber, der mir sagte, dass Stress und finanzielle Probleme, insbesondere bei introvertierten Männern, die nicht über ihre Probleme reden können, Lustkiller No. 1 sind. Das sei unbestritten und ich erst mal keinen sexuellen Vollzug mehr fordern, ihn aber zum Arzt schicken soll. Einen Urologen lehnte er ab, aber ich habe einen Termin bei unserem Hausarzt gemacht, weil der ja die Krankenakte meines Mannes hat. Den Termin hat er abgesagt. Er sagte, er brauche nicht zum Arzt und sei gesund. Jetzt will er zu diesem Arzt nie mehr hingehen, weil er denkt, ich habe ihm Internas erzählt. Sexuellen Versuchen von mir weicht er noch mehr aus, von ihm kommen gar keine mehr. Ich weiß mir und ihm nicht mehr zu helfen."

... "Die Situation wurde so unerträglich, dass sich dann jeder zurückgezogen hat, und die ganze Beziehung ziemlich angespannt war, weil wir das Thema nie so direkt angesprochen haben. Aber das ist jetzt zum Glück vorbei."

... "Ich hatte auch mal so eine Beziehung. Irgendwann stellte sich dann raus, dass mein Partner Erektionsprobleme hatte. Er war jedoch auch nicht bereit, etwas dagegen zu unternehmen. Ich habe damals immer gedacht, das gäbe sich irgendwann wieder. Am Anfang unserer Beziehung funktionierte nämlich noch alles. Es hat sich aber nicht gegeben. Das Ende vom Lied war, dass ich dermaßen unleidlich wurde, mich nicht mehr geliebt und attraktiv fühlte, dass es einfach nicht mehr ging. Mein Selbstwertgefühl war total am Boden. Wir haben uns dann getrennt."

... "Ich habe mich dann irgendwann gefragt, woraus die Beziehung überhaupt noch besteht und, ob die ED inzwischen irgendwie nur noch zu einem Vehikel geworden war, um sie zu erhalten. Das ist zwar paradox, aber genau das war am Ende dann die Tragik, die mir bewusst wurde. Ohne das Thema ED hatten wir gar keinen gemeinsamen anderen Mittelpunkt mehr, der war uns abhanden gekommen."

... "Mit einer ED meines Mannes konnte ich leben, aber auf Gespräche darüber und Nähe und Zärtlichkeiten niemals verzichten. Wir haben das geschafft und geredet. Er nimmt Tabletten und wir sind uns näher als vorher und reden auch im Alltag viel mehr und besser zusammen. Das Problem mit der ED hat uns richtig zusammengeführt. Wir lieben uns viel vertrauter als vorher und sprechen offener über unsere sexuellen Bedürfnisse und Wünsche."

... "Ich bin dann zu einer Beratungsstelle gegangen. Der Psychologe sagte, dass meinem Lebensgefährten und mir nur ein Gespräch weiterhelfen kann. Vielleicht würde das nicht beim ersten Mal so gut klappen, weil Männer ungern auf ihre Potenzprobleme angesprochen werden wollen. Aber ich soll da ruhig hartnäckig sein und Druck machen. Er muss sich dem Problem stellen und wir müssen über unsere Bedürfnisse in Sachen der Sexualität zusammen reden, damit wir wissen, ob sich diese Vorstellungen auch gemeinsam so umsetzten lassen, dass wir eine gemeinsame Zukunft wiederaufbauen können."

... "Wir beide verstehen uns traumhaft gut. Alles ist absolut perfekt. Er sagt, er hätte sich niemals träumen lassen, jemals eine Frau wie mich kennen zu lernen und mir geht es in bezug auf ihn genauso. Leider klappt es mit dem Sex nicht. Immer wenn es zum Geschlechtsverkehr kommen soll, macht er schlapp. Ich habe auch versucht, ihn oral zu befriedigen, aber auch da ist irgendwann die Luft raus. Ich weiß nicht, was ich machen soll. Er sagt, es läge nicht an mir."

... "Jetzt allerdings geht gar nichts mehr. Er versucht den Sex jetzt ganz zu vermeiden. Wir redeten darüber - auch in der Beratung und beschlossen Sex ohne Orgasmus zu praktizieren. Aber auch dazu kommt es nicht mehr. Er sagt aber, er begehrt und liebt mich!"

Auszüge aus Kurzgeschichten betroffener Männer

Viele Männer, die sich bereit erklärten, mir ihre Geschichte und ihre Gefühle zu schildern, taten dies ohne Wissen ihrer Partnerin.

Sehr viele offenbaren mir, dass sie mit ihrer Partnerin nicht über das Problem sprechen und sich ebenso wenig einem Arzt anvertraut haben. Ich empfand es als sehr befremdend, dass sie mir gegenüber ihr Seelenleben und ihre Probleme anvertrauten, während sie innerhalb ihrer Beziehungen die Thematik totschwiegen.

Warum sie mir dieses Vertrauen entgegenbrachten kann ich mir nur dadurch erklären, dass unsere Konversation anonym blieb und es für sie vielleicht befreiend war, endlich mit jemandem Außenstehenden darüber reden oder schreiben zu können.

Allerdings ergab sich aus einigen dieser Gespräche eine so intime Ehrlichkeit, Offenheit und so viel Vertrauen, dass die Männer ihre Anonymität aufhoben.

Ich denke, dass wir uns vielleicht, auch nach Vollendung dieses Buchprojekts, ab und dann mal anrufen und erzählen, wie es uns so geht.

Besonders auffällig in nahezu allen Berichten war, dass die betroffenen Männer an ihrer "Männlichkeit" zweifelten, Gesprächen mit ihrer Partnerin auswichen, einen Arztbesuch scheuten und oftmals körperliche Nähe weder annehmen, noch geben wollten. Ebenso auffallend war die Sorge, die Partnerin sei sexuell unbefriedigt und könne die Beziehung beenden wollen, oder sich einen Liebhaber suchen. Die meisten Männer, die sich irgendwann sowohl ihrer Partnerin, als auch einem Arzt gegenüber öffneten, taten dies aufgrund des Drucks seitens der Partnerin und fast immer erst zu einem Zeitpunkt, als die Beziehung zu zerbrechen drohte.

Alle berichteten, sich danach weitaus verstandener, selbstsicherer und glücklicher zu fühlen und durch diese Offenheit einen Weg der Problemlösung gefunden zu haben.

Im sexuellen Bereich waren alle ausnahmslos wieder glücklich und zufrieden.

Männer, die aufgrund ihrer undynamischen Verhaltensweise im Umgang mit einer ED von ihrer Partnerin verlassen wurden, waren sexuell weiterhin unglücklich. Fast alle bereuten ihr Fehlverhalten, fühlten sich einsam, schuldig und neigten in vielen Fällen zu Depressionen.

Somit also ein paar kurze Auszüge aus den Erzählungen dieser Männer:

... "Ich bin total frustriert und weiß nicht mehr weiter... Wenn ich masturbiere, ist es ja auch kein Problem. Aber irgendwie ist bei mir eine Blockade im Kopf, und je älter ich werde, desto mehr Angst habe ich davor ,-so kommt's mir gerade vor. Meine Freundin hat Gott sei Dank sehr viel Verständnis dafür, aber so langsam verliert sie verständlicherweise auch die Lust darauf, auch weil wir danach immer 1-2 Tage so distanziert zueinander sind, was echt eine beschissene Situation ist und uns immer total fertig macht. Auch wenn, oder gerade deshalb, alles andere in unserer Beziehung echt perfekt ist. Und beim nächsten Mal, wenn wir es versuchen, denke ich dann schon wieder daran, was ist, wenn ich erneut versage? Und habe panische Angst sie zu verlieren. Ein scheiß Teufelskreis..."

... "Ob ich einer Frau von meiner ED erzähle hängt davon ab, wie ich sie einschätze. Sie muss reif genug dafür sein, nicht weil sie sich sonst darüber lustig machen könnte, (vor so was habe ich nicht wirklich Angst), sondern weil es sonst unter Umständen einfach nichts bringt und ich sie damit überfordere. Wenn sie aber mit so Etwas umgehen kann, dann kann es hilfreich sein, denn ansonsten kümmere ich mich einfach nur um mich selbst und habe nur Leistungsdenken im Kopf. Mein Problem liegt immer im Erregungsaufbau und in der Erregungserhaltung, das setze ich vom Kopf her immer in den Vordergrund. Das ist neuropsychologisch.
Der Moment, es einer Partnerin zu erzählen ist einfach schwer zu finden. Eigentlich erzähle ich es erst, wenn es passiert, bzw. nichts passiert. Die meisten Frauen stellen da gar keine Fragen mehr, sie sind viel zu unsicher, wenn es um Sex geht.
Aber nicht nur der Partner, sondern ich habe ja auch einen eigenen Anspruch, dem ich gerecht werden möchte. Wenn das dann nicht klappt ist die Frustration umso größer. Und so wird es eher schlechter.
Aber ich werde einfach mal versuchen auf andere Gedanken zu kommen, einfach den Kopf frei kriegen. Nur mit dem eigenen Anspruch an mich selbst, da hab ich wirklich zu kämpfen.
Blöd oder? Manch einer wird sagen: "Was hat der für Probleme, gibt es nichts Wichtigeres?". Aber ich hab´s nun mal priorisiert. Ich weiß, ich muss mich davon lösen, das habe ich erkannt. Der Weg ist mir nur noch nicht klar."

... "Ich empfinde es als furchtbaren Stress und Arbeit, weil ich ständig darauf achten muss, dass die Erektion bestehen bleibt. Was sie häufig schon beim Vorspiel nicht macht. Ich denke mein Hauptproblem ist, dass ich Angst habe meine Freundin zu enttäuschen, weil ich ihr das nicht geben kann, was sie möchte. Daraus ergibt sich dann der Leistungsdruck und ich konzentriere mich nicht mehr auf das Wesentliche und kann nicht mehr entspannt mit dem Sex umgehen. Ich habe totale Versagensängste und kein Selbstvertrauen mehr, weil ich meinen Körper (Penis) nicht mehr beherrschen kann. Der Kopf will, aber mein Penis streikt. Diese "Knickangst" verfolgt mich Tag und Nacht. Ich gehe jetzt mal zu einem Urologen."

... "Und ich weiß aus eigener Erfahrung, dass jeder Mann, der schon mal Potenzpillen geschluckt hat, eine so tolle Erektion hatte, die er seit seiner Jugend nicht mehr erlebt hat. Ich habe einen harten und steifen Penis und den Kopf völlig frei für meine Partnerin.
Warum ich mich so lange dagegen gewehrt habe mit meiner Frau zu reden und zum Arzt zu gehen, kann ich mir heute nicht mehr erklären. Ich war ein Vollidiot."

... "Seit einiger Zeit hab ich riesige Probleme und das macht mich völlig fertig. Ich versteh nicht, warum mein Penis in letzter Zeit immer öfter nicht mehr stehen will. Wenn meine Frau und ich Lust haben, ist am Anfang auch noch alles in Ordnung und mein kleiner Freund erwacht zum Leben und wird hart, aber wenn wir mit dem Vorspiel fertig sind, und ich in sie eindringen will, ist die Erektion meistens nach 5 Minuten schon vorbei. Das ist bei so 70 bis 80 Prozent der Fall. Mein Penis erschlafft und sieht nur noch mickrig aus, obwohl ich noch erregt bin. Am Anfang habe ich dann aufgehört und meine Frau mit dem Mund oder mit der Hand zum Höhepunkt gebracht, aber inzwischen bin ich so frustriert, dass ich dann dazu auch keine Lust mehr habe. Wenn ich es später noch mal versuchen will, weil ich ja die Libido habe, geht das Ganze genauso aus. Bis vor zwei Jahren war das noch nicht so. Meine Frau ist genauso frustriert wie ich, aber ich bin erst 44 Jahre alt und will das nicht mit einem Arzt besprechen. So 3-mal die Woche habe ich ja auch weiterhin eine morgendliche Erektion, manchmal auch nachts. Meine Frau macht da aber Druck. Wir streiten seit langem darüber. Vielleicht gehe ich ja doch mal zu einem Arzt. Früher haben wir nie so gestritten. Die ganze Ehe geht kaputt daran."

... "Ich habe einfach generell Angst davor bei allem, was mit meinem Penis und einer Frau zu tun hat, also konkret bei allen Situationen in denen die Frau erwartet, dass der Penis steif wird. Bei solchen Situationen krieg ich einfach keine Erektion zusammen bzw. geht sie schnell wieder verloren.

Ich kann mir überhaupt keinen Sex mit einer Frau mehr vorstellen, ich habe einfach zu viel Angst davor. Nämlich Angst, dass er während ich in ihr bin, oder schon beim Vorspiel wieder schlaff wird. Das macht mich einfach fertig."

... "Aus meiner Erfahrung, die ich als ED Betroffener gemacht habe, kann ich nur sagen, dass die Frauen, die mich liebten immer Verständnis für mein Problem gehabt haben. Diese Lektion zu lernen und zur ED offen zu stehen, hat verdammt lange gedauert und fiel mir verdammt schwer, aber wenn man(n) nicht darüber redet und die Katze aus dem Sack lässt, endet die Beziehung in einer Katastrophe. So habe ich, als ich mich noch als entmännlichter Waschlappen sah, aber nicht zum Urologen gehen wollte, meine Ehefrau verloren. Erst danach hab ich mich zum Arzt getraut und mir Tabletten als Hilfsmittel verschreiben lassen.

Seitdem sind meine Verlustängste Vergangenheit, aber es macht auch "ohne" großen Spaß, und ich kann ja eigentlich nur glücklich sein, dass ich, - ich bin immerhin 60 Jahre alt-, mit meiner gleichaltrigen neuen Partnerin noch so tollen Sex erleben darf."

... "Nachdem ich cirka 4 Jahre Probleme mit meiner ED hatte, stand meine Ehe völlig auf der Kippe und es hat nicht viel gefehlt, dass wir uns vielleicht sogar getrennt hätten. Wir hatten ewig Streit, weil ich ihrer Nähe aus dem Weg ging und, wohl aus Scham, oder was auch immer nicht drüber reden wollte, weil die Diskussionen immer damit endeten, dass wir tagelang kaum miteinander sprachen und meine Frau nur noch heulend neben mir im Bett lag. Sie verlangte, dass ich zu einem Urologen gehen solle, aber ich wehrte mich dagegen.

Mit 57 Jahren Potenzprobleme beichten? Ich glaube, das geht fast allen Männern so. Es braucht seine Zeit es zu akzeptieren. Wenn meine Frau damals nicht eigenhändig Tabletten besorgt hätte, wäre unsere Ehe nicht mehr zu retten gewesen. Inzwischen haben wir den besten Sex aller Zeiten, wir sind so verliebt, wie am Anfang unseres

Kennenlernens und unsere Ehe ist wieder absolut super. Ich habe gerade noch im letzten Augenblick, dank dem Verständnis meiner Frau, gelernt die ED anzunehmen und sage mir rückwirkend, wie dumm ich war, nicht schon früher dazu zu stehen."

... "Mit 48 Jahren wollte ich mir keine ED eingestehen, aber meine Frau machte riesigen Druck und dachte immer, dass das zwangsläufig mit ihr zu tun hat. Sie forderte endlose Diskussionen, die unsere Ehe und den Sex, den wir noch hatten, zusätzlich total belastet haben. Zum Schluss hatte ich keinerlei Lust mehr auf Sex, weil die Stimmung dazu gar nicht mehr da war. Ich fühlte mich als totaler Versager und habe Rotz und Wasser geheult. Im Freundeskreis erzählten dann einige Männer, wie groß der Unterschied mit und ohne Pillen beim Sex doch ist, und ich besorgte mir welche, da ich weder meine Frau verlieren, noch auf Sex verzichten wollte, denn die Beziehung sollte nicht deshalb draufgehen. Meine Frau hatte auch schon öfters nach irgendwelchen Kaffeeklatschtreffen mit ihren Freundinnen berichtet, dass deren Männer sexuelle Waschlappen wären. Das scheint tatsächlich die Realität zu sein. Ich hab dann die Tabletten erst mal an mir selbst getestet und hätte im Traum nicht gedacht, welche Wundermittel diese Pillen sind. Seitdem werfe ich sie vor dem Sex im Bad ein und wir haben endlich wieder die Möglichkeit problemlos lange und ergiebig miteinander zu schlafen. Die ganze Angst, das Situationsgefummel und Stimulierungsbemühen, eine Erektion aufrecht zu erhalten, sind verschwunden. Es ist so angenehm, wenn man in jeder Stellung und in jedem Tempo völlig relaxt seinem besten Freund vertrauen kann. Meine Frau ist sehr stolz auf mich und wir genießen wieder Sex, wie in alten Zeiten.

.."Wir können nur jedem raten gemeinsam offen mit dem Problem umzugehen und sich zu einer ED zu bekennen. Ich habe durch die Einnahme der Pillen eine garantierte Erektion und ich lebe wieder in einer völlig neuen Welt mit allen Möglichkeiten an Stellungen, ohne Potenzverlust und kann selbst viele Stunden danach noch einmal mühelos aufs Neue."...

..."Ich bin 42 J. alt und 18 Jahre glücklich verheiratet. Wir hatten in all diesen Jahren ein sehr gutes Sexleben. Meine Frau ist nicht unbedingt der Typ Frau, die jede Woche Sex braucht. Ich leider eher schon und habe das oftmals sehr vermisst. Seit einem Jahr habe ich bemerkt, dass mein Penis nicht so steif ist wie er vorher immer war. Das heißt, er macht sich kurz steif, danach bleibt er immer noch dick aber nicht hart genug. Erst kurz vor dem Erguss erhärtet er wieder. Früher war das ganz normal dass mein Penis von Anfang bis Ende voll dabei war. Die morgendliche Erektion ist noch da. Psychische Probleme habe ich momentan keine. Zum Arzt wollte ich nicht gehen, aber ich habe mich nun überwunden, weil ich so nicht alt werden will. Ich habe sexuelle Lust ,aber mein "Kleiner" lässt mich im Stich. Es lähmt meinen Kopf und ich habe Angst, dass ich meine Libido irgendwann deshalb verliere.

Mein Urologe empfahl mir Potenzpillen. Meine Ehefrau war stets im Bilde, sogar mit mir gemeinsam bei dem Gespräch mit dem Urologen, wo es um die Wirkungsweise der Tabletten ging (unter anderem, dass ohne sexuelle Stimulation gar nichts passiert.
Mit den Pillen klappte alles wieder wunderbar. Bis zu dem Zeitpunkt, als meine Gattin mir den Vorwurf machte, dass ich "Ja nur dank des Potenzmittels mit ihr schlafen könnte". Sie fühlte sich völlig unbeehrt und wollte nicht als "Sexuelles Neutrum neben mir im Bett leben". Ich habe die Pillen in den Mülleimer geschmissen und mich von meiner Frau getrennt (das allerdings erst einige Zeit später, was ich heute bedaure). Wie ich in Zukunft in der speziellen Situation handeln würde, kann ich wirklich nicht sagen."

Interview mit dem Ärztehepaar Walter und Renata Raaflaub

Tabuthema Impotenz "Unser Vorspiel? Wir pumpen!"

Interview: (SonntagsBlick) Silvana Guanziroli und Dominik Hug / Aktualisiert am 03.11.2007

Er fühlte sich als Schlappschwanz und halbe Portion: Walter Raaflaub stürzte wegen seiner Impotenz in eine schwere Lebenskrise. Er und seine Ehefrau Renata verraten, wie sie die Krise überwunden haben.

"Tote Hose" ist ein Bestseller: Schon 5000 Stück Ihres Tagebuchs sind verkauft. Haben Sie mit diesem Erfolg gerechnet?

Walter Raaflaub: Ich bin massiv überrascht. Mein Verlag hatte sich erst gar nicht getraut, 5000 Exemplare zu drucken, da vielen Buchhandlungen das Thema zu heikel war. Jetzt wird nachgedruckt.

Wie waren die Reaktionen auf Ihr Bekenntnis, impotent zu sein?

Walter: Durchwegs positiv. Täglich erhalte ich Briefe. Von Norddeutschland bis Südfrankreich schildern mir Männer, wie sie ebenfalls darunter leiden.

Renata Raaflaub: Man hat das Gefühl, dass diese Männer anhand des Buches endlich mit ihren Frauen über ihre Impotenz sprechen können. Mein Mann hat ein Tabuthema enttabuisiert.

Sie treten demnächst in der ZDF-Talkshow von Johannes B. Kerner auf. Ist es Ihnen nicht unangenehm, dass die halbe Welt über Ihre Sexualität Bescheid weiß?

Renata: Ich war hundertprozentig einverstanden, dass Walter dieses Buch herausbringt. Ich habe es erst kurz vor Veröffentlichung gelesen. An einigen Stellen dachte ich zwar: Hoppla! Hier ist er aber ziemlich ins Detail gegangen. Aber durch unseren Beruf – wir sind beide Ärzte – haben wir wohl einen etwas ungezwungeneren Umgang mit dem eigenen Körper.

Wie geht es Ihnen heute?

Walter: Nach der Diagnose Prostata-Krebs und der Operation 2003 hat sich mein Körper erholt. Auch psychisch geht es mir wieder besser. Ich denke nicht mehr, dass ich ein Schlappschwanz bin oder eine jämmerliche halbe Portion. Diese Gefühle waren nach der Krebsoperation enorm stark.

Welchen Einfluss hatte die plötzliche Impotenz auf Ihre Ehe?

Renata: Sie löste eine gewaltige Krise aus. Wir begannen uns zu distanzieren, schwiegen nur noch und waren am Ende völlig entfremdet.

Wie konnte es so weit kommen?

Walter: Zu wissen und zu spüren, dass man nicht mehr kann, ist wahnsinnig erniedrigend. Wenn beim Liebesspiel plötzlich alles tot bleibt, kommt man sich nur noch wie ein totaler Versager vor.

Renata: Besonders schlimm war, dass mein Mann mir plötzlich keine Zärtlichkeit mehr geben konnte.

Warum?

Renata: Er ließ keine Nähe mehr zu. Er zog sich völlig zurück.

Walter: Ich dachte ständig, dass ich meiner Frau nun ja nichts mehr bieten kann. Dieser Gedanke war so zentral, ich war derart fixiert darauf, dass ich ganz depressiv wurde. Ich dachte sogar an Selbstmord.

Hätten Sie mit einer solchen Reaktion bei Ihrem Mann gerechnet?

Renata: Er war nie "schwanzgesteuert". Er ist der zärtlichste, feinfühligste Mann. Ich war schockiert, dass er sich auf einmal wie ein Bock aufführte und Sexualität so lebenseinschneidend, ja sogar bedrohend wurde.

Walter: Einmal sagte ich ihr: Such dir doch einen anderen Mann.

Daran dachten Sie nie?

Renata: Nicht in meinem Alter. Aber als 40-Jährige hätte es vielleicht anders ausgesehen.

Warum ist Zärtlichkeit so stark an Sex gebunden?

Walter: Tauscht man Zärtlichkeiten aus, gipfelt es oft im Geschlechtsverkehr. Geschlechtsverkehr konnte ich meiner Frau aber nicht mehr offerieren. Also wollte ich ihr die Enttäuschung ersparen.

Renata: Das spielte sich alles nur in seinem Kopf ab. Die Impotenz selbst war für mich gar kein so großes Problem.

Walter: Für den Mann hat nur schon eine Berührung manchmal eine leichte Erektion zur Folge. Also steigert sich auch das Bedürfnis nach mehr Zärtlichkeit. Passiert bei ihm aber nichts mehr zwischen den Beinen, kommt ihm auch die Zärtlichkeit absurd vor.

Welche Rolle spielte die Sexualität eigentlich vor Ihrer Impotenz?

Walter: Wir konnten, wann immer wir wollten. Und hatten es auch getan.

Renata: Wir haben uns oft spontan geliebt. Wir hatten ein wunderbares Sexleben.

Und heute?

Walter: Wir verwenden mittlerweile eine Vakuumpumpe. Darauf konnte ich mich aber erst einlassen, als ich mein Schicksal akzeptiert hatte. Durch das Vakuum wird Blut in den Penis gezogen. Mit einem Gummiring wird der Rückfluss des Blutes verhindert. Das Resultat ist eine Erektion. Nach einer halben Stunde beginnt der Penis jedoch stark zu schmerzen.

Renata: Es brauchte viel Humor, bis wir uns daran gewöhnt hatten. Unser Vorspiel? Wir pumpen!

Lieben Sie sich noch so oft wie früher?

Walter: Das nicht. Wir müssen den Akt ja genau planen.

Renata: Wenn wir spüren, dass wir einen schönen Abend haben, sprechen wir uns ab.

Was genau verspüren Sie heute beim Liebesakt, Herr Raaflaub?

Walter: Im Idealfall das Gleiche wie jeder Mann.

Wie reagierten Ihre beiden Söhne (22 und 24) auf das Buch?

Renata: Sie haben uns zu unserem Mut gratuliert. Wir haben die Veröffentlichung des Buches aber vorher mit ihnen genau besprochen.

Walter: Zum Glück bringen sie Verständnis auf. Denn das Buch hat mitgeholfen, mich zu heilen.

Walter Raaflaub, pensionierter Arzt aus Schönried BE, erkrankte 2002 an Prostata-Krebs. Die notwendige Operation machte ihn impotent. Darüber hat er ein Buch veröffentlicht: "Tote Hose – Worüber Männer schweigen. Ein Tagebuch" (Wörterseh Verlag). Er ist seit 33 Jahren mit Renata (57), ebenfalls Ärztin, verheiratet.

Interview eines betroffenen Mannes

Gesprächspartner Andrea Rainer und Diether W, (58)
Interview vom 04.09.2010

Wie hast Du psychisch auf den Verlust Deiner Potenz reagiert?

Diether: Nun, ich habe sofort alles Mögliche in Bewegung gesetzt, um zu erfahren, was ich da machen kann. Irgendein psychisches Tief oder ähnliches, hatte ich nie.

Das Gefühl, Du kannst keine richtige Erektion mehr erreichen, war schon ein gewaltiger Schlag für mich. Aber, dass ich mich deshalb in ein Schneckenhaus verkrochen hätte, ist mir nie in den Sinn gekommen. Meine Frau und ich wählten Alternativen, die auch immer zu einem befriedigenden Orgasmus führten.

Man hat ja Hände, einen Mund und darin ist eine Zunge, die richtig angewendet, auch ohne Koitus schon manche Frau zu den tollsten Orgasmen gebracht hat.

Auch eine orale Befriedigung des Mannes mit dem Mund der Frau ist sehr gut möglich, wenn der Penis nicht mehr steht. Man muss es dennoch tun!

Und das klappt sogar sehr gut.

Hast Du mit Deiner Frau offen darüber sprechen können, oder das Problem als "Dein" Problem deklariert?

Diether: Nein, es war von Anfang an ein gemeinsames Problem und wir sind es auch gemeinsam angegangen, denn nur so kann es zu einem beiderseitigen Ergebnis kommen.

Ich habe die gesamte Sache in die Hand genommen, weil auch sie der Meinung war, dass ich hier ersteinmal selber gefragt bin, aber sie hat mir da auch niemals bei den unterschiedlichen Möglichkeiten, die wir durchgetestet haben, Einschränkungen oder gar Ablehnungen eingeräumt.

Sicherlich gab es hier und da von ihr auch schon mal Bedenken bezüglich der Durchführbarkeit oder des Erfolges mancher Anwendungsmöglichkeit.

Diese Bedenken haben sich auch schon mal bestätigt, wenn es zu "Fehleinsetzen" kam. Aber ich glaube, dass dies auch recht normal ist.

Hast Du Nähe und Zärtlichkeiten abgelehnt, weil Du Angst hattest, dass Deine Frau Sex wollte und Du Furcht vor Versagen hattest?

Diether: So eine Situation hat es bei uns niemals gegeben! Die Zärtlichkeiten und gegenseitige Nähe haben bei uns niemals aufgehört. Ich habe sie empfangen und auch sie hat sie bekommen. Weil wir aber beide von der Impotenz genau wussten, hat meine Frau mich so etwas Negatives niemals spüren lassen, so dass auch eine Versagensfurcht bei mir in keiner Situation aufkam. Ich habe ja sehr schnell die verschiedensten Möglichkeiten, die da als Hilfestellung in Frage kamen, aufgegriffen. Somit hat bei uns auch überhaupt keine längere Unterbrechung stattgefunden. Wir haben auch gleich die Sache von der realistischen Seite aus betrachtet und sind das unbedingt nur gemeinsam angegangen. So kommt man zum Ziel und steckt nicht mit dem Kopf im Sand.

Ihr habt Euch für die Hilfe eines "Pümpchens" entschlossen?

Diether: Ja, inzwischen benutze ich die Erektionspumpe schon über 10 Jahre mit besten Ergebnissen. Ich sage immer allen: "Ab sofort kannst Du immer, jederzeit und solange und so oft Du es möchtest!" Welcher Mann kann das schon von sich behaupten?

Du bietest seit dem Jahr 2002 eine "Pümpchen-Hilfe" im Internet an.

Diether: Ja, das trifft zu. Als ich erkannte, wie viele unterschiedliche Systeme es auf dem Markt inzwischen gibt, die zwar alle mehr oder weniger zum gleichen Ergebnis kommen, ist es natürlich dennoch sehr schwer für einen Neuling das für ihn Richtige zu wählen.
Es gibt nirgends eine Stelle, die in der Lage ist, hier umfassend behilflich zu sein. Leider ist das so. Dies habe ich zum Anlass genommen, so um 2002, über das Forum *"impoDoc.de"* zuerst schriftlich Hilfestellung zu geben, habe dann aber sehr schnell erkennen müssen, dass man bei einer Beratung nur im direkten Kontakt miteinander weiter kommt.

Wie seid Ihr emotional mit der Erkrankung umgegangen?

Diether: Ich denke mal, das ist, wie bei jeder anderen normalen Erkrankung auch.

Egal, was man hat. Wir haben zuerst einmal gemeinsam alle Möglichkeiten zur Genesung, oder einer Unterstützung aufgelistet, und sofort gewusst, dass, wenn da nicht alle, vor allem der Betroffene selber, mitarbeiten, dann gibt das letztendlich nie Etwas. Und so haben wir das dann auch gemacht. Wir haben das Problem auch unserer Familie, Freunden, Bekannten, und dem restlichen persönlichen Umfeld erzählt, und haben das sehr oft emotional durchdiskutiert. Auch hier konnten wir sehr wertvolle Erfahrungen sammeln. Ja, es war sogar sehr oft so, dass meine Frau das Gespräch auf das Thema gebracht hatte. Gerade auch dann, wenn wir gute Erfolge verzeichnen konnten.

Dann war sie richtig stolz darauf, dies auch anderen weitergeben zu können!

Interview eines Moderators des Forums "Erektion.de".

Gesprächspartner Andrea Rainer und Ilkka (62 Jahre alt)

Interview vom 06.05.2010

"Erektion.de" ist ein sehr seriöses und informatives Internetforum, in dem sich betroffene Männer, sowie Partnerinnen von an Erektiler Dysfunktion erkrankten Männern untereinander austauschen können.

Seit wann gibt es dieses Forum?

Ilkka: So genau weiß ich das gar nicht. Ich denke aber, es gibt das Forum seit 2004. Zumindest datieren die ältesten Beiträge aus diesem Jahr.

Aus welchem Anlass bist Du auf dieses Forum gestoßen?

Ilkka: Das ist eine längere Geschichte und begann mit der Notwendigkeit im Jahr 2005, etwas gegen meinen zu hohen Blutdruck zu tun. Mir wurden dann von meinem Arzt ACE-Hemmer mit Thiazid, sowie Beta-Blocker verordnet. Damit war dann der Blutdruck sehr schnell wieder im "grünen Bereich", aber ich merkte nach einigen Monaten, dass meine "Standfestigkeit" immer mehr nachließ. In den weiteren Monaten hatte ich keinerlei nächtliche Erektionen mehr und die "gewohnte Morgenlatte" war gänzlich verschwunden. Zu diesem Zeitpunkt hatte ich keinerlei Ahnung über die Zusammenhänge zwischen ED und Medikamenten und schob das ganz einfach auf mein fortgeschrittenes Alter. Damals war ich 56.

Was macht ein Mann in dieser Lage? -Richtig, er sucht einen Ausweg. Denkt an Viagra & Co und wie man da günstig, im Sinne von "ohne Rezept und preiswert", an die Pillen heran kommt, googelt und bestellt dann letztlich bei einem dubiosen Anbieter im Internet. Die bestellten Pillen haben dann auch die Situation verbessert, aber unbefriedigend war das trotzdem. Dennoch kam ich bei Recherchen im Internet auf so manche interessante Seite. Unter anderem auch auf die Seite der Impotenz-Selbsthilfe und auch auf das Forum "Erektion.de". Ich habe mit meiner Ärztin darüber gesprochen, aber sie sah da keinerlei Zusammenhang zwischen ED und den Medikamenten. Da aber das Thema "brennend" war, habe ich mich dann in 2006 bei "Erektion.de" angemeldet, viele Beiträge gelesen und auch so einige Fragen gestellt.

Wurde Dir dort geholfen, wenn ja, inwiefern?

Ilkka: Im Grunde genommen waren es die Seiten der Impotenz-Selbsthilfe und dort speziell die Medikamentenliste, die mir geholfen hat. Eine klasse Seite mit unheimlich vielen und detaillierten Informationen. Ich habe damals die Medikamentenliste ausgedruckt und bin wieder zu meiner Ärztin marschiert. Mein Eindruck war, dass die Ärztin keinen blassen Schimmer über die Zusammenhänge zwischen den verordneten Medikamenten und deren Auswirkungen auf eine Erektion hatte. Ich war aber inzwischen fest davon überzeugt, dass hier der Grund für meine ED lag.

Erst auf massives Drängen und der Bitte um ein Privatrezept über einen Blutdrucksenker aus der Gruppe der Sartane, wurde mir dann doch ein normales Rezept mit einem dieser Medikamente ausgehändigt. Parallel dazu hatte ich ja noch meine blauen Pillen, aber Bammel davor, diese so einfach zu nehmen. Hier hat mit das Forum "Erektion.de" etwas die Scheu genommen und ich habe gelernt, dass viele andere Männer, auch viele jüngere, ähnliche Probleme haben. Wenngleich auch oft andere Ursachen dahinter steckten. Also geholfen hat mir "Erektion.de" primär dabei, die Angst vor den blauen Pillen zu verlieren und möglicherweise auch die Beiträge dort über L-Arginin. Richtig geholfen hat mir die Medikamentenliste der Impotenz-Selbsthilfe, denn seit der Umstellung auf die anderen Medikamente und der regelmäßigen Einnahme von L-Arginin gehören meine Probleme der Vergangenheit an.

Und was war und ist Deine Motivation, nachdem Deine Erektionsprobleme gelöst waren, weiterhin ehrenamtlich Hilfestellung zu bieten?

Ilkka: Ich fand das Forum sehr interessant und auch die Art, wie man sich über ein "Tabuthema" zwar öffentlich, aber anonym auszutauschen kann, hat mich begeistert. Ich habe viel gelernt, insbesondere auch über das Thema ED offen zu reden. Nun bin ich auch jemand, der beruflich viel mit Menschen zu tun hat und auch immer bereit war, seine Erfahrungen weiterzugeben. Dies beschränkt sich aber nicht nur auf das eigentliche Thema ED. Mit zunehmendem Alter hat man ja auch eine gewisse Lebenserfahrung und so manche Höhen und Tiefen bereits durchlebt. Und von diesen Erfahrungen können andere ja möglicherweise profitieren; dachte ich mir zumindest.

Seit wann versuchst Du anderen Betroffenen als Moderator zu helfen?

Ilkka: Das war im September 2006. Plötzlich kam ganz überraschend für mich der Vorschlag von den Machern des Forums, bei "Erektion.de" als Moderator mitzuarbeiten. Wie das so ist, man ziert sich ein wenig, denn es war für mich Neuland, aber dann gab ich doch meine Zustimmung. Ja und seit dieser Zeit bin ich Moderator und habe das noch nie bereut. Wie schon ausgeführt, mir macht es Spaß mit Menschen zu kommunizieren und wenn ich helfen kann, why not? Aufgrund dieser jahrelangen Erfahrungen interessieren mich die Beweggründe der hilfesuchenden Männer und Frauen und ich versuche ihnen zu helfen.

Wie lange sind die Potenzprobleme bei den um Rat suchenden Männern bereits vorhanden, bis sie oder sich ihrer Partnerin ans Forum wenden?

Ilkka: Diese Frage kann ich leider nicht konkret beantworten. Ich denke aber, dass junge Männer und auch Frauen schon nach einigen Wochen um Rat nachsuchen es jedoch Menschen mit zunehmendem Alter immer schwerer fällt, in einem öffentlichen Forum überhaupt ihre Probleme zu schildern. Dies liegt aber sicher auch daran, dass Jüngere mit dem Medium Internet besser vertraut sind und damit weniger Berührungsängste haben.

Welche persönlichen, psychischen Probleme schildern die Betroffenen und wie erleben sie die Problematik innerhalb einer Partnerschaft?

Ilkka: Nun, um diese Frage zu beantworten, muss man erst einmal die Forumsteilnehmer ganz grob klassifizieren. Da gibt es erst einmal die jungen Männer die meinen, dass sie bei einem oder zwei "Hängern" schon von ihrer Freundin verlassen werden. Und da gibt es die jungen Frauen, die erst einmal verstehen wollen, was der Grund für die Erektionsprobleme ihres Freundes sein könnte. Bei der Gruppe dieser jungen Männer sind meist psychische Probleme die Ursache der ED.

Dann gibt es die große Gruppe der männlichen Singles, die überhaupt keine Erektionsprobleme haben, sondern lediglich auf der Suche nach Potenzmitteln sind, oder hierzu Fragen haben, um diese mehr als Lifestylemedikamente zu benutzen.

Und schlussendlich gibt es die Gruppe der Männer und Frauen im mittleren und reiferen Alter, die in der Regel in einer festen Partnerschaft leben. Die Männer dieser Gruppe interessieren sich primär für die Lösung ihrer ED-Probleme und auch wie man kostengünstig an Viagra & Co kommt. Die damit einhergehenden Probleme in ihrer Partnerschaft werden nicht oder kaum angesprochen. Ganz anders verhält es sich bei den Frauen dieser Altersgruppe. Hier stehen erst einmal die Auswirkungen einer ED ihrer Partner auf die Partnerschaft im Vordergrund. Diese Frauen zweifeln dann an ihrer Attraktivität und verzweifeln daran, dass sie von ihren Partnern mit dem Entzug von Liebe und jeglicher Zärtlichkeit "bedacht" werden.

Welche Ratschläge gibst Du in solchen Fällen am häufigsten?

Ilkka: Die Ratschläge sind sehr situationsbedingt. Es gibt keine Regeln oder Patentrezepte, da jeder Fall anders gelagert ist. Im Grunde ist es aber dennoch einfach. In einer Partnerschaft ist das gemeinsame offene, ehrliche Gespräch der erste Schritt.

Über welche Probleme berichten die betroffenen Partnerinnen am häufigsten?

Ilkka: Ich denke die Frauen wissen anfänglich oft nicht, was eigentlich los ist. Ihre Partner mit einer ED ziehen sich ganz einfach zurück. Sex wird selten und zum Schluss bleiben auch noch alle ehemals gewohnten Zärtlichkeiten aus. Das ist dann die so genannte "Vermeidungsstrategie" der Männer. Frauen interpretieren dies dann als "ich bin nicht mehr attraktiv, kann ihn nicht mehr erregen". Ein Teufelskreis beginnt. Aus diesem Stadium auszubrechen ist deshalb schwer, weil die meisten Männer meinen, keine Probleme zu haben, oder es sich nicht eingestehen wollen.

Wann ist ein positiver Ausgang innerhalb der Partnerschaften ersichtlich und als hoffnungsvoll zu erachten?

Ilkka: Ein positiver Ausgang ist immer dann in Sicht, wenn die Männer bereit sind, mit ihrer Partnerin offen über ihr Problem zu reden. Leider fällt das den Männern unglaublich schwer. Es sind aber in der Regel immer die Frauen, die hier das Gespräch mit ihrem Partner suchen. Oft bedarf es eines gewissen Drucks, um hier überhaupt etwas zu bewegen. Von sich aus spricht "Mann" das Thema kaum an. Wenn diese Hürde erst einmal genommen ist, dann gibt es meist auch eine Lösung. Und wenn die Lösung Viagra & Co lautet, wo ist da das Problem?

Aber "Reden" ist unabdingbar. Dies nimmt dann immens den Druck und führt oft zu einem "Aha Erlebnis" bei den Männern, weil die meisten Frauen verständnisvoll reagieren. Männer wollen erst einmal, wenn überhaupt, ihre Probleme selbst lösen.

Frauen ticken da anders. Sie möchten in die Probleme ihrer Partner einbezogen werden. Ist ja auch verständlich, eine ED betrifft letztlich auch beide.

Wie bewertest Du den Willen mit diesem, für die betroffenen Männer "peinlichem" Problem ärztliche Hilfe zu suchen? Gehen mehr Männer freiwillig zum Arzt, oder werden sie von der Partnerin unter Druck gesetzt etwas gegen ihre Erektionsprobleme zu unternehmen?

Ilkka: Wie bereits ausgeführt, Männer haben erst einmal keine Probleme. Dies trifft insbesondere auf Männer im mittleren Alter und im gehobenen Alter zu. Es ist schwer, die Anzahl von Männern mit dem "peinlichen" Problem abzuschätzen. Die meisten sind ja nicht im Forum und/oder suchen Hilfe. Ich kann aber aus Erfahrung sagen, dass es sehr oft die Frauen sind, die auf eine Problemlösung drängen, und ihren Partner regelrecht zu einem Arztbesuch drängen oder diesen sogar vereinbaren. Die Scheu der Männer mit ED sich einem Arzt anzuvertrauen ist schon sehr ausgeprägt.

Von welchen Erfolgen berichten die betroffenen Männer, nachdem sie ärztliche Hilfe in Anspruch nahmen?

Ilkka: Das Feedback derjenigen Männer, die Erfolg durch ärztliche Hilfe erfahren haben, ist relativ gering. Wie immer bestätigen hier Ausnahmen die Regel. Ich gehe aber davon aus, dass den meisten Männern geholfen werden konnte. Sich nicht mehr zu melden ist aber menschlich, das Thema hat sich ja erledigt. Warum dann noch darüber berichten.

Welche Altersstrukturen der betroffenen Männer und welche Ursachen der Erkrankung sind für Dich erfahrungsgemäß hauptsächlich erkennbar?

Ilkka: Ich glaube, man kann die männlichen Teilnehmer im Forum durchaus in 2 Gruppen einteilen. Da sind zuerst einmal die jungen Männer zwischen 18 und Ende 20. Klammert man einmal diejenigen aus, die meinen immer länger, öfters hintereinander und intensiver Geschlechtsverkehr haben zu wollen und nach Bezugsquellen für Pillen suchen, bleiben meist nur die Männer mit eher psychologischen Problemen. Körperliche oder gesundheitlich bedingte Probleme sind in diesem Alter eher die Ausnahme. Ein oder zwei "Hänger" werden da schon zum Anlass genommen, sich als "unnormal" und behandlungsbedürftig zu sehen. Dies führt leider auch dazu, dass Ärzte die Männer dieser Gruppe nicht mehr so recht Ernst nehmen und wirkliche Probleme nicht diagnostiziert und behandelt werden.

Die 2. Gruppe ist sind dann Männer im fortgeschrittenen Alter, wo meist gesundheitliche Problem die Ursache einer ED erkennbar werden lassen. Diabetes, Bluthochdruck, Testosteronmangel, Durchblutungsstörungen, Medikamente im weitesten Sinne, aber auch operative Eingriffe sind hier eher die Ursache. Eingeschlichene ungesunde Lebensgewohnheiten wie übermäßiger Genuss von Alkohol oder Nikotin oder enormes Übergewicht gehören ebenfalls dazu.

Wie viel Prozent der Hilfesuchenden sind Frauen?

Ilkka: Der Prozentsatz an Frauen im Forum ist sehr gering und liegt sicher unter 5%. Die Tendenz ist aber steigend und das freut uns natürlich sehr, da ED ja kein Thema lediglich der Männer ist, genauso wie eine Erektion ja keinen Selbstzweck darstellt. Gut, man kann sich auch selbst vergnügen, aber das ist aus meiner Sicht kein Ersatz für Sex mit einem Partner. Wir haben für unsere Damen im Forum vor einiger Zeit auch ein Unterforum "Lady´s Kummerkasten" eingerichtet und wir Moderatoren sind sowohl männlich, als auch weiblich.

Wie lange verweilen die User im Allgemeinen Hilfe suchend im Forum?

Ilkka: Das ist schwer zu sagen. Diejenigen, die lediglich nach Adressen für kostengünstige Generika von PDE-5 Hemmer wie Viagra & Co suchen, sind dann verschwunden, negative Rückmeldungen kenne ich keine, das würde ja bedeuten das Thema aufgegeben und damit resigniert zu haben. Wer gibt das schon gerne zu?

Ilkka ist seit 2006 Moderator im Forum "Erektion.de" . Er erkrankte im Jahre 2005 an einer Erektilen Dysfunktion, die durch die Einnahme von Betablockern ausgelöst wurde. Die Ursache wurde erst ein Jahr später gefunden. Nach einem Medikamentenwechsel ist er seitdem völlig beschwerdefrei.

Berichte betroffener Partnerinnen

Negative Erfahrungen mit meinen Vorgängerinnen - *Die Geschichte von Gaby S.*
Erzählt am 11.09.2010

Mein Freund ist 52 Jahre alt und wir sind seit zwei Jahren zusammen.

Schon von Anfang an hatte er Erektionsstörungen und sein Penis wurde nicht richtig hart genug, um in mich eindringen zu können. Dann ging es für einige Monate wieder besser, danach ging es mal, dann wieder nicht. Er sagte dass er diese Probleme früher auch schon öfter mal hatte und eine frühere Ex ihn damals als "Impotenten Sack" beschimpfte und er Angst habe, dass ich ihn wegen den Erektionsproblemen verlassen könnte.

Auch Dessous und Sexspielzeuge halfen ihm nicht, er bekam zwar einen einigermaßen steifen Penis, doch wenn er eindringen wollte, war er wieder schlaff.

Es frustrierte uns beide schon ziemlich, und ich suchte mir Hilfe bei einem Psychologen, der mir sagte, dass eine Erektion auch eine sehr große "Kopfsache" ist, und, wenn mein Freund so große Angst vor neuerem Versagen hat, muss er erst einmal wieder Vertrauen zu seiner Potenz finden können. Wir sollten Sexualität nicht von dem Ziel einer Erektion abhängig machen und manche Männer würden Gespräche und die Nähe zur Partnerin wegen der Probleme oft meiden.

Außerdem sagte er, mein Freund müsse dringend zu einem Urologen gehen, damit die Ursache gefunden wird.

Er ging dann zu einem Urologen, der ihm zur Durchblutung des Penis einen PDE-5-Hemmer verschrieb. Organische Ursachen fand er nicht. Er sagte aber auch, dass mein Freund diese Tabletten nur vorübergehend, als Unterstützung seiner Sicherheit nehmen solle. Bereits die erste Tablette half und er hatte wieder eine wundervolle Erektion und wir mussten uns nicht mehr beim Sex so darauf konzentrieren, ob und wie lange sein Penis steif war.

Mein Freund hat dadurch ganz viel Selbstbewusstsein aufgetankt. Kurz danach haben wir keine Tabletten mehr gebraucht. Wir glauben beide, dass seine ED nur psychisch bedingt war. Er fühlte sich einfach nur nach seinen negativen Erfahrungen mit den Ex-Freundinnen für mich sexuell unattraktiv und war unsicher.

Warum scheut er einen Arztbesuch ? - *Die Geschichte von Rosalie D.*

Erzählt am 19.09.2010

Wir sind jetzt seit etwas über drei Jahren zusammen. Am Anfang war er beim Sex immer sehr unsicher, weil er nicht so viel Erfahrung hatte. Außerdem hatte er wohl auch bei anderen Frauen vor mir schon Erektionsprobleme. Er wollte von mir immer wieder wissen, wie mein Sex vor ihm war, welche Praktiken ich mit anderen Männern gemacht habe und all so was. Irgendwann, weil er andauernd solche Fragen stellte, antwortete ich nicht mehr. Ich sagte ihm, dass ich den Sex mit ihm total schön finde, und nichts vermissen würde. Aber, nachdem ich ihm seine Fragen nicht mehr beantwortete wurden seine Erektionsprobleme immer schlimmer.

Ich habe vielfach das Gespräch gesucht, aber meist hat er entweder geschwiegen oder ist in Tränen ausgebrochen. Ich weiß zwar, dass die Situation schwer für ihn ist und er sich wie gelähmt fühlt, aber es ist ja auch schwer für mich zu erleben, dass er nichts tut und nicht redet.

Im Alltag gehen wir sehr zärtlich miteinander um, aber sobald es um Sex geht verweigert er die Zärtlichkeiten, wird unnahbar und das Drama fängt aufs Neue an. Ich weiß, dass er unter Druck steht und ich will ihn natürlich nicht noch mehr unter Druck setzten, aber auf Dauer ist die Situation für mich völlig unbefriedigend und langsam vergeht mir irgendwie auch die Lust. Wenn wir es einfach mal so mit oralem Sex und unseren Händen pettingartig machten, konzentrierte er sich fast nur auf sich und war sehr passiv. Das klappt mittlerweile aber auch nicht mehr. Er bekommt entweder gar keine Erektion, oder kann sie nicht erhalten. Ehrlich reden will er noch immer nicht. Ich bin dieser Art der Diskussionen langsam aber sicher leid, da nur ich rede und er schweigt, oder heult. Die Situation in der Beziehung wird immer verkrampfter.

Vor einigen Monaten hatten wir tatsächlich mal eine Aussprache, das lief richtig gut und er sagte mir, er hätte Versagensangst und halt immer diesen Druck, dass er eine Erektion haben müsse, damit ich sexuell zufrieden sei. Ich sagte ihm, dass ich ihn doch verstehen könne und bat ihn zum Arzt zu gehen. Das machte er zwar nicht, aber im Bett lief es dann eine zeitlang wieder etwas besser. Das ist aber längst vorbei und alle Probleme sind genauso wieder da. Aussprachen vermeidet er konsequent, obwohl ich ihm gar keine Vorwürfe mache. Aber inzwischen zweifele ich, trotz seiner Versicherungen, dass mich keine Schuld trifft, sehr an meiner

Weiblichkeit. Es wird für mich immer unerträglicher mit meinen sexuellen Bedürfnissen zurückstecken zu müssen. Ich will ihn nicht verlassen, davor hat er Angst, aber ich sehne mich nach Liebe, Lust und Leidenschaft und bin nur noch frustriert. Würde er doch wenigstens selbst einsehen, dass ihm nur ein Arzt helfen kann. Warum er den Arztbesuch scheut ist mir unerklärlich. Er sagt immer, er würde gehen, tut es aber nicht.

Ich habe das Gefühl und auch die Angst, dass unsere Beziehung immer schlimmer dadurch belastet wird, und wir uns immer mehr voneinander entfernen.

Wir haben dann doch noch die Kurve gekriegt - *die Geschichte von Brigitte S.*
Erzählt am 4.10.2010

Mein Mann und ich haben sehr früh geheiratet und hatten nie sexuelle Probleme.
Ich finde unser Sexualleben war so, wie das anderer Paare auch. Wir haben drei Kinder, sind selbstständig und hatten immer viel Arbeit. Als wir uns kennerlernten und auch am Anfang unserer Ehe hatten wir häufigen und tollen Sex. Da wir beide selbstständig sind, kam es natürlich immer wieder vor, dass sich der Stress auch auf unser Liebesleben auswirkte. Aber Erektionsprobleme hatte es nie gegeben. Daher gab es auch nie die Notwendigkeit über Sexualität zu reden. Eigentlich lebten wir sehr zufrieden miteinander, wir schliefen zwar nicht mehr so oft miteinander, aber es war immer schön, auch wenn wir manchmal nur alle zwei Wochen miteinander schliefen, aber ich denke, dass das in einer langjährigen Ehe normal ist. Irgendwann aber fiel mir auf, dass mein Mann seine Erektion manchmal nicht mehr halten konnte. Sein Penis war oft nicht mehr so steif wie früher und er hatte immer größere Schwierigkeiten seine Erektion so lange zu halten, dass er in mich eindringen konnte. Das passierte aber immer öfter, bis ich mir Gedanken machte, woran das liegen könnte.

Unsere drei Kinder waren erwachsen und ausgezogen, und wir hatten wieder mehr Zeit und Ruhe für uns selber, die wir stressfrei miteinander verbringen konnten.

Daher gab es eigentlich keinen Grund dafür, dass seine Erektion immer weniger halten konnte. Vorher war das auch schon mal so, wenn wir Probleme miteinander hatten, manchmal beruflich, manchmal finanziell, aber diese Zeiten waren vorbei.

Als das immer öfter passierte, spürte ich, dass dies meinen Mann intensiv belastete, und ich sprach ihn direkt darauf an. Er wollte darüber aber nicht offen reden, sperrte sich gegen jedes Gespräch und es kam nur noch selten vor, dass es zu sexuellen Handlungen zwischen uns kam, bei denen eigentlich immer ich den Anfang machte. Ich bemerkte, dass er gar keine Lust zeigte, und es auch fast bei jedem Mal nicht klappte. Ich konnte mir keinen Reim darauf machen und dachte, eine andere Frau sei im Spiel. Da er jedes Gespräch verweigerte, war unsere Beziehung so belastet, dass sie drohte auseinander zu brechen. Wenn es doch keine Andere geben würde, sollte es doch heute im Zeitalter von Tabletten nicht mehr nötig sein, sich jahrelang mit dem Problem zu befassen, dachte ich immer nur.

Wir haben dann doch noch die Kurve gekriegt. Er ist zum Arzt gegangen. Geredet hat er darüber aber auch bis jetzt nicht mit mir. Wir haben wieder Sex, er nimmt Tabletten. Wenn er nicht weiter darüber sprechen möchte, lass ich ihn. Es ist ja sein Penis.

Warum sollten wir auch, wo Alles wieder funktioniert, noch mal alte Wunden aufreißen?

Ich konnte das nicht mehr weitere Jahre ertragen – *die Geschichte von Doris S.*
Erzählt am 28.9.2010

Ich hatte immer den Eindruck, dass mein Mann jahrelang Verständnis von mir verlangte, ohne den kleinsten Schritt eigenständig für unsere Partnerschaft zu unternehmen. Männer sind erwachsen und müssen auch Verantwortung übernehmen, aber das kam bei meinem Mann nicht vor. Er sagte, es sei sein Problem.

Der Druck für mich war ja auch, dass ich mich um seine Gesundheit sorgte und ängstigte und mich immer frug, wie kriege ich ihn nur zum Urologen? Das musste er schon selber machen, tat er aber nicht. Er ist erotischen Situationen immer wieder ausgewichen, ich denke schon, dass ihn das auch belastet hat, aber er wollte ja nicht darüber reden und ging auf die Vermeidungsschiene. Ich wollte in Gesprächen herausfinden, warum er das tut, denn wie sollte ich ihm sonst helfen?

Nach 4 Jahren habe ich mir gesagt: "Sorry, aber es reicht!" Ich habe mich getrennt.

Er kam dann noch ein paar Mal und versprach Etwas zu unternehmen, tat es aber doch dann letztendlich nie.

Ich hatte fast mein ganzes Ego und mein Selbstwertgefühl verloren und bin froh, dass ich mich so entschieden habe."

Wir tun was dagegen – *die Geschichte von Erika P.*
Erzählt am 8.10.2010

Ich bin mit meinem Mann 30 Jahre lang durch Höhen und Tiefen gegangen und wollte und konnte es nicht zulassen, dass ED unsere Beziehung zerstört.

Ich habe ihn dann darauf angesprochen und gesagt, "komm ich helfe Dir, wir tun was dagegen". Es war ihm unangenehm, aber eigentlich war er auch erleichtert. Ich habe ihm in einer ruhigen und harmonischen Situation gesagt, dass unser Sexleben nicht mehr ganz so ist wie früher und, dass er das doch auch gemerkt haben muss.

Ich sagte ihm, dass ich mich nach ihm sehne und, dass es für mich schön sein würde wieder richtig mit ihm zu schlafen und, dass er das doch bestimmt auch wieder möchte. Wenn er etwas dagegen unternehmen würde, könnten wir wieder glücklich sein.

Er hat das zum Anstoß genommen und ist zum Urologen gegangen, weil er selber sehr darunter gelitten hat.

Sex stand bei uns nie an erster Stelle, aber er gehört doch irgendwie dazu. Gerade guter Sex hilft ja auch sich vom Alltagsleben und Problemen zu erholen.

Ich habe Angst, dass ein ernstzunehmendes Problem dahinter steckt
– die Geschichte von Franziska T.

Erzählt am 28.10.2010

Ich (42) bin seit fast sechs Jahren mit meinem Mann (jetzt 44) zusammen, seit zweieinhalb Jahren sind wir auch verheiratet und leben mit meinen Kindern zusammen. Für ihn habe ich damals meinen ersten Mann, den Vater meiner Kinder, verlassen, weil ich mich Hals über Kopf in seine Sinnlichkeit und Männlichkeit verliebt habe. Mit ihm habe ich meine Sexualität erst so richtig ausgelebt und Wahnsinns-Sex gehabt. Wenn wir in irgendeiner Hinsicht perfekt zusammenpassten, dann im Bett, habe ich immer gedacht. Es war eine fast schon metaphysische Verbindung.

Nun gut, der Alltag kehrt irgendwann ein und mit dem Zusammenleben verfliegt irgendwann das Prickeln des Beginns, aber über die Jahre ist Sex immer sehr wichtig und wunderbar geblieben, wenn es auch mal zu kleinen "Schlappen" kam.

Trotzdem lief unser Sex eigentlich gut, bis auf gelegentliche, sehr seltene Vollzugsprobleme, aber eine Frau ist ja auch nicht immer gleich feucht ...

Seit einem halben Jahr nun häuft sich das. Mal klappt es wieder problemlos einige Male, dann wieder können wir mehrere Male nicht miteinander schlafen. Mal regt sich gar nicht erst etwas, öfter jedoch hat er erst einen Ständer, der dann schnell erschlafft und ich bin dadurch schon immer etwas gehetzt, weil ich denke, ich muss schnell in Fahrt kommen, so lange die Erektion noch hält. Mal klappt es nicht, wenn ich oben bin, dann wieder, wenn er wir es von hinten machen. Tendenz ist aber, dass die Quelle der Lust immer mehr zur Frustquelle wird, wir dann auch mal streiten, mal heulen, mal reden, mal schweigen, je nach Stimmung. Gestern Abend war mal wieder so ein gescheiterter Versuch, erst ging es gut und zügig los, dann plötzlich gar nichts mehr, er schwitzte und entschuldigte sich ...

Ich habe ihn schon vor fünf Wochen gebeten, etwas zu unternehmen, Foren rausgesucht, Ärzte und Hilfsmittel gegoogelt. Aber er hat meine immer drängenderen Vorschläge zu einem Urologen zu gehen, nicht umgesetzt. Es heißt immer: "Ja, mein Engel, mache ich", aber er macht es nicht.

Ich empfinde ihn als extrem unter Druck stehend, aber wie Männer halt so sind, er wiegelt das eher ab bzw. meint: "ja, das muss alles besser werden, das wird schon...".

Ich habe Angst, dass ein ernstzunehmendes Problem dahinter steckt und weiß nicht, wie ich damit umgehen soll, denn ich habe gelesen, dass ED auch auf sich ankündigende Herzinfarkte, oder Diabetes hinweisen kann. Aber wie soll ich ihn zum Arzt kriegen?

Ich habe die Relation zwischen Hilfe und Selbstaufgabe verloren –
die Geschichte von Andrea W.
Erzählt am 22.10.2010

In den drei Jahren mit einem EDler war mir der Vollzug von Geschlechtsverkehr gar nicht so wichtig, aber ich wollte begehrt werden. Das hat mein Freund nicht verstanden, obwohl ich Klartext mit ihm geredet habe. Mein Rückschluss für mich war der, dass "Frau" mit ED durchaus leben kann, aber es tut unheimlich weh, wenn der Partner bei sexuellen Versuchen und Wünschen total abblockt und nicht will. Wenn ich ihn nur ansatzweise berühre und die Initiative, wie immer von mir ausgeht, merke ich deutlich, dass er mich zurückweist. Das kann ich auf Dauer nicht mehr aushalten. Ich kann doch meine sexuellen Bedürfnisse nicht immer unterdrücken und Rücksicht nehmen, nur weil er sich mit seinem Problem nicht auseinandersetzten will. Was spricht dagegen Tabletten zu nehmen? Aber ich kriege ihn einfach nicht zum Arzt, oder dazu Potenzpillen einzunehmen, aber er sagt, er sieht keinen Handlungsbedarf. Dabei könnten wir doch unseren Sex dann wieder richtig genießen.

Ich habe die Relation zwischen Hilfe und Selbstaufgabe verloren.

Beim Onanieren ist er unkontrolliert und blamiert sich nicht vor mir.

- die Geschichte von Beate G.

Erzählt am 09.10.2010

Mein Freund (46), mit dem ich seit neun Monaten zusammen bin hat, glaube ich, auch eine ED. Immer, wenn wir miteinander schlafen wollen macht sein Penis schlapp. Er war aber vor mir sehr lange Single und hat täglich mehrmals onaniert und auch viele Pornos geguckt. Beim Vorspiel klappt ja auch alles und ich komme voll auf meine Kosten, aber immer, wenn er in mich eindringen will, ist die Erektion weg. Er sagt, dass er beim Onanieren mit sich selbst diese Probleme nicht hat. Aber ich möchte ja letztendlich auch ein erfülltes Sexualleben genießen und nicht jedes Mal nach dem Vorspiel frustriert neben ihm liegen. Ich hab ihm gesagt, er soll das mit der "Pornosucht" und dem Onanieren doch endlich mal sein lassen, damit er mehr Lust auf mich hat. Ich fühle mich total unbegehrt, wenn er bei der Selbstbefriedigung zum Orgasmus kommt und bei mir nicht. Was mag er da für Fantasien haben, die er mit mir nicht ausleben will und kann?

Der Genuss, Sex mit mir als reale Partnerin aus Fleisch und Blut, müsste ihn doch viel mehr antörnen, als bei irgendwelchen Pornos geil zu werden. Ich fühle mich total abgewertet und weiß nicht, was ich noch tun soll. Ich denke, dass er beim Sex mit sich selbst ja nicht kontrolliert wird, ob seine Erektion bestehen bleibt und er blamiert sich nicht vor mir. Dabei habe ich ihm immer mein Verständnis gezeigt und er weiß, dass er sich nicht vor mir schämen muss und ich Verständnis habe. Ich liebe ihn doch und will ihn nicht verlieren, aber ich weiß nicht, wie lange ich das noch ertragen kann und das macht mir Angst. Solche Probleme hatte ich mit meinen "Exen" nie.

Zu einem Sexualtherapeuten will er nicht gehen. Er sagt, er hätte doch gar keine Probleme und das gibt sich alles mit der Zeit. Ich hoffe er hält sein Versprechen ein keine Pornos mehr zu konsumieren und die Selbstbefriedigung einzustellen, damit es mit uns im Bett besser klappt. Ich hatte auch schon an Potenzpillen gedacht, aber vielleicht fühlt er sich dann noch mehr abgewertet und alles wird noch schlimmer, wenn ich ihn auf die Tabletten anspreche.

Du redest mir ne Krankheit ein ! - *Die Geschichte von Andrea R.*

Erzählt am 13.08.2010

Ich habe einen Partner, der sich 9 Jahre weigerte zu reden. Ich war schuld. Seine Aussagen:

Bei "allen Früheren war auch nach 2 Jahren die Lust weg".

"Ich bin nicht krank!".

"Alle wissen es, Du erzählst das Allen!".

"Du machst Dich über mich lächerlich!".

"Du machst mich bei allen Leuten lächerlich!".

"Ich kann, aber ich will nicht!".

"Es gibt auch Frauen, die wollen nicht mehr!".

"Ich muss nicht zum Arzt, wie komme ich mir da vor?".

"Ich mache das mit mir selber aus!".

"Das ist mein Leben!".

"Das ist meine Intimsphäre- mein privatestes Innerstes!".

"Alle Nachbarn wissen das!".

"Wenn ich Pillen nehme, gehst Du sowieso fremd!".

"Du willst immer nur Sex!".

"Sex und Liebe kann man trennen!".

"Klar habe ich Libido, bin nicht krank - aber nicht auf Dich!".

"Ich habe 9 Jahre lang gelitten und mich gequält und dabei die Lust am Sex verloren und mich damit abgefunden!".

"Reden, Gespräche, man kann auch Alles kaputt reden!".

"Ich hasse Dich!".

"Deine Mails lese ich nicht!".

"Such Dir ´nen potenten Waschbrettbauch, einen jüngeren potenten Typ!"

"Ich bin anders erzogen worden, eine andere Generation- darüber redet man nicht!".

"Die Natur meldet sich irgendwann und daran sollte man sich halten!".

"Ich muss nicht zum Arzt, ich bin kerngesund!".

"Du dichtest mir da etwas mit zwei Buchstaben an. Das hab ich nicht!".

"Es ist mein Intimleben, mein Privatleben, das geht Dich nix an!".

Berichte betroffener Männer

Angst essen Seele auf - *Die Geschichte des Ralph S.*
erzählt am 29.10.2010

Ich hatte schon immer Potenzprobleme, wenn ich mit einer Frau zusammen war. Das war schon in meiner Jugend so. Ich bekomme immer Panik, fange an zu schwitzen und meine Gedanken rasen immer. Dieses Angstgefühl und mich zu beherrschen sowie dann vor einer Frau nicht auch noch zu heulen, wenn sie mich fragt, warum ich so kläglich versage und, ob ich sie nicht attraktiv finde, ist unbeschreiblich. Ich hatte dann fast 10 Jahre lang keinen Sex mehr mit Frauen und habe mich nur noch selbstbefriedigt. Ich habe keine Frauen mehr angemacht und bin allen Situationen, eine Frau kennen zu lernen, aus dem Weg gegangen. Vor einem Jahr, als ich 45 Jahre alt wurde, ist mir ganz brutal klar geworden, dass es so nicht weitergehen kann. Ich sehnte mich nach einer richtigen Beziehung und wollte so nicht alleine alt werden. Auf einer Party meines Freundes lernte ich vor 8 Monaten eine wirklich tolle Frau kennen. Alles passte, wir hatten dieselben Interessen, mochten die gleiche Musik, sie hatte eine urgemütliche Wohnung und einen kleinen Sohn, mit dem ich mich auf Anhieb gut verstand. Genau so hatte ich mir mein Leben immer vorgestellt. Ich hatte aber von Anfang an panische Angst vor dem Sex, und zog den Tag X immer wieder clever hinaus. Irgendwann war es dann natürlich soweit und sie wollte mehr. Ich hatte auch richtig Lust auf sie, aber als ich beim Petting noch nicht mal ganz ausgezogen war, schwitzte ich schon und hatte wahnsinnige Versagensangst. Es hat natürlich nicht geklappt. Ich hatte zwar eine kleine Erektion, aber nur ganz kurz, obwohl meine Erregung auf Hochtouren lief. Ich habe mich dann irgendwie herausgeredet, aber bei den nächsten Malen ging es dann wieder nicht. Meine Freundin sagte mir irgendwann, dass es so nicht weitergehen könnte und ich ging zum Urologen. Der stellte fest, dass ich kerngesund sei, - ich hatte ja auch immer eine Morgenlatte-, er schickte mich zu einem Sexualtherapeuten und verschrieb mir Potenzpillen. Ich hatte tatsächlich die gewünschte Erektion, aber irgendwie konnte ich mich nicht richtig fallen lassen, war völlig unsicher und kontrollierte mich nur noch selbst, ob die Erektion hielt. Meine Freundin war sexuell dadurch gar nicht mehr stimuliert. Beim Therapeuten bin ich jetzt seit 3 Monaten in Behandlung, meine Freundin hat aber immer nur Druck gemacht, dass es trotzdem nicht besser wird, dass ihr das Alles zu lange dauert und sie keine Hoffnung mehr hat. Ich ja auch nicht. Vor 3 Wochen hat sie mich ohne Worte verlassen. Ich kann sie ja verstehen, sie hatte vor mir ein sehr erfülltes Sexualleben, das ich ihr nicht bieten konnte und vielleicht nie mehr einer Frau bieten kann. Ich liebe und vermisse sie und weiß nicht mehr, wie ich damit umgehen soll. So kann mein Leben doch nicht weitergehen. Ich will nicht als einsamer Schlappschwanz und ewiger Single alt werden und einsam sterben.

Der Betroffene möchte anonym bleiben und ist der Autorin namentlich bekannt.

Ich ließ trotz plötzlicher Diabetes den Kopf nicht hängen und probierte alle Hilfsmittel aus. Die Pumpe war die Beste. *- Die Geschichte des Diether W.*

erzählt am 03.09.2010

Meine Probleme begannen eigentlich nach einem Urlaub, den ich mit meiner Frau in einem FKK- Klub auf Korsika verbrachte.

Ich hatte dort als Co-Trainer Surfunterricht für Anfänger gegeben.

Bis auf unser Frühstück hatten wir dann dafür alle Mahlzeiten frei und wir konnten über das gesamte Surfmaterial verfügen. Da sich dieser Schulungsbetrieb im unbekleideten Zustand abspielte, vom Lehrer bis zum Schüler, bestand immer die Möglichkeit bewusst und unbewusst in Körperkontakt zu kommen.

Es waren immer sehr viele hübsche junge Mädchen und Frauen dabei und bei dieser Sportart kommt es nun zwangsläufig zu Körperkontakten. Es lässt sich da nicht verleugnen, dass einem Mann hier schon mal die Sicherung durchbrennen kann. Damit das nicht so schnell passiert, hat meine Frau darauf bestanden, dass wir jeden Morgen Sex haben, damit mein "Schärfepegel" etwas gesenkt wird. Ja und das Ganze auch noch mal am Abend, womit sie sich auf der sicheren Seite fühlen konnte. Sie hatte ja recht mit dieser Taktik, denn eine unbeabsichtigte Erektion fand tatsächlich nie statt, obwohl ich es mir schon einige Male gewünscht hätte. Man ist ja schließlich auch nur ein Mensch mit Augen im Kopf.

Wir sind immer 4 Wochen geblieben aber damals spürte ich in der letzten Woche ein unerklärliches Jucken am Penis. Zuhause angekommen war es inzwischen schlimmer geworden, alles war geschwollen und ich ging dann zu Urologen.

Der stellte mir die Diagnose: Bösartige Phimose (Vorhautverengung), die sich nur noch operativ beheben ließe.

Ich denke, vielleicht ausgelöst durch den übermäßigen Sex auf Korsika. Es helfe da nur noch eine Beschneidung und es wurde auch schon für den Freitag danach ein Termin gemacht. Gleich wurde Blut entnommen und genau hier begann Alles. Kaum war ich wieder Zuhause, da kam ein Anruf vom Urologen, der sagte : "Sie haben hohen Zucker, über 350 Einheiten, und der muss, bevor operiert wird, herunter". Das hat auch schnell geklappt. Dann wurde mir mit Mitte Vierzig die Vorhaut entfernt, ich bin also beschnitten worden.

So, ab sofort war ich Diabetiker und nach längstens 10 Monaten begann ich erektionsmäßig zu schwächeln, ja und es dauerte dann auch nicht mehr lange, da war dann Schluss mit "Mama und Papa". Meine verständnisvolle Frau sagte mir dann, wie schön es doch bisher mit uns war, und ich solle doch nicht traurig sein, unser Sexleben war doch sehr erfüllt bis dahin, sie käme damit schon zurecht und ich solle mich nicht verrückt machen. Nun das ist ja alles sehr schön, aber der Herr hat mir "das Können" genommen, aber "das Wollen" hat er mir gelassen.

Trotzdem habe ich nie den Rückzug angetreten. Nein, ich suchte jetzt sofort die Alternative, was denn irgendwie und dennoch möglich ist. Zuerst waren es die bekannten Praktiken von Hand, über Oral etc., die auch recht schön und angenehm waren, aber niemals zur Dauerbefriedigung werden sollten. Ich sprach darüber mit dem Urologen und der verordnete mir Muse. Man muss da mit einem Applikator eine gewisse Menge von Vorne durch die Eichelöffnung in die Harnröhre geben, wobei es wichtig ist, den Applikator so einzuführen, dass er auch im Bereich der Schwellkörper das Präparat absetzten kann. Eine äußerst fummelige Angelegenheit. Es dauerte je nachdem bis zu einer dreiviertel Stunde bis sich Etwas "rührte". Entweder es klappte dann, oder es wurde nichts Besonderes, oder ich lief noch 2 Stunden mit einem steifen Glied durchs Haus. Also das war dann mal nichts. Vor allem, jedes Mal musste ich eine Röhre in den Penis einführen. Nein, das war für mich wirklich kein Vergnügen vor dem Vergnügen!

Das Nächste war dann SKAT oder auch SKIT, was ich von dem Arzt dann erhielt. Hierbei wird mit einer dünnen Injektionsnadel direkt in die Schwellkörper gespritzt, was mir allerdings nicht schwer fiel, weil ich inzwischen Insulin selber spritzte. Nun war das aber auch wieder so eine fummelige Angelegenheit, man muss nämlich genau die Schwellkörper treffen und das ist gar nicht so einfach. Dann gibt es das Präparat in verschiedenen Zusammensetzungen und man musste den ersten Test mit allen Möglichkeiten mit dem Arzt gemeinsam machen. Es ist ein nicht ganz ungefährliches Mittel, denn es kann, bei nicht richtiger Dosierung, zu einer unangenehmen Dauerversteifung führen, die schnellstens in einer Klinik behoben werden muss. Ich bekam gleich seine Notrufnummer, sollte sich dahin gehend etwas ereignen. Aber, dann weiß natürlich die gesamte Damenmannschaft des Arztes oder der Klinik Bescheid, wenn man dort erscheint, um sich eine weitere Injektion verpassen zu lassen. Und das anschließende Abwarten in der Praxis, ob "er nun bald steht" und sich eine Beule in der Jogginghose abzeichnet!?! - Das war Alles auch nicht so ganz toll!

Das habe ich dann nicht lange praktiziert, weil es immer wieder zu unterschiedlichen Ergebnissen kam, und ein Nachspritzen war strengstens untersagt.

Ja, und dann erhielt ich sehnlichst die blaue Wunderpille und alles schien wieder möglich zu sein. Nun ja, es klappte auch gleich, so wie gewünscht und alles war wieder rosarot. Die ersten Monate waren auch recht schön. Doch dann stellten sich plötzlich äußerst unangenehme Nebenwirkungen ein.

So schnell wollte ich jedoch nicht aufgeben und die Flinte ins Korn werfen. Ich habe in meinem Leben sehr gern ausgiebig und genussvoll gemeinsam mit meiner Frau unseren Sex ausgelebt. Nun zu scheitern und sich von einer Krankheit besiegen zu lassen?

Ich überlegte mir: "Nun, was gibt es denn da sonst noch?"

Nachdem ich von all den medizinischen Hilfen die Nase voll hatte stand ich nun vor der Frage wie soll es weitergehen?

Heute informiert man sich via Internet und wird sofort mit tausenden Möglichkeiten überhäuft. Das gab es damals noch nicht!

Was macht man da? In einer Buchhandlung in der Abteilung für Erotikliteratur fand ich ein Buch über Erektionspumpen.

Zuhause haben meine Frau und ich dann alles, was dort beschrieben und behandelt wurde, intensiv abgehandelt und kamen dann zu dem Schluss: Das sollten wir probieren! Es waren Herstelleradressen dabei und auch Hinweise auf neutrale Beratung in Uni Kliniken. Wir haben telefoniert, und von den meisten detaillierte Informationen angefordert und auch bekommen.

Bis heute habe ich die Entscheidung für das Hilfsmittel Pumpe nie bereut.

Da es von diesen Pumpen unterschiedliche Systeme von verschiedenen Herstellern gibt, kann es durchaus sein, dass die eine Pumpe hilft, die andere aber nicht.

Ebenfalls sollte ein passender Stauring gefunden werden, der der Größe des Penis entspricht, und, da sich das männliche Glied bei regelmäßiger Anwendung meist deutlich vergrößert, muss auch die Größe des Penisrings immer wieder neu angepasst werden.

Viele Männer werden durch mangelndes Wissen und, vielleicht auch Desinteresse ihrer behandelnden Ärzte, in dieser Hinsicht mangelhaft informiert.

Seit 9 Jahren biete ich somit eine ehrenamtliche, kostenfreie Pumpeninformation- und -schulung für Betroffene an.

Aber, egal, für welches Hilfsmittel man(n) sich entscheidet, man sollte niemals aufgeben, einen Weg zu einer befriedigenden und genussvollen Sexualität zu suchen und zu finden.

Der Betroffene möchte anonym bleiben und ist der Autorin namentlich bekannt

Dann lassen wir es lieber sein....- *Die Geschichte von Sascha G.*
Erzählt am 12.03.2010

Ich bin 22 Jahre alt und habe seit 7 Monaten eine Freundin, die ich sehr liebe. Als wir vor 2 Monaten miteinander schlafen wollten, bekam ich zwar eine Erektion beim Vorspiel, aber dann knickte mein Penis ab. Nach einer Woche versuchten wir es noch einmal, es kam sogar zum Geschlechtsverkehr, aber das ging es nur 5 Minuten. Wir haben uns nichts dabei gedacht, es kann ja mal passieren, dass man(n) mal einen schlechten Tag erwischt hat. Jedoch war es beim nächsten Mal genauso, und ich fing an völlig unsinnigerweise Druck aufzubauen. Ich dachte "Das gibt es doch nicht, - Du kannst es doch nicht verlernt haben, usw.". Wir versuchten es immer wieder, doch es gab keine Besserung. Im Gegenteil, der Druck seine Freundin nicht befriedigen zu können steigt und steigt und steigt. Es macht uns echt fertig, mich vor allem, da ich meiner Freundin nicht das geben kann, was sie auch im Bett verdient hat. Dass ich sie einfach enttäusche, weil sie sich immer sehr darauf freut mit mir zu schlafen und hofft, dass es klappt. Wenn es nicht klappt ist sie immer sehr enttäuscht. Genauso wie ich, obwohl ich ihr gesagt habe, dass es nicht an ihr liegt, glaube ich, dass sie sich das doch einredet. Ich und meine Freundin vermissen diese unbeschwerten ersten 5 Monate. Wir wollen beide auch im Bett wieder so sein wie damals. Doch je öfter wir versuchen wieder diese Erlebnisse zu erfahren, je öfter scheitert es und enttäuscht uns immer mehr. Das Schlimmste für mich ist, wenn ich meine Freundin unglücklich und enttäuscht sehe und das ist einfach immer so nach den missglückten Versuchen. Ich kann es noch relativ gut kaschieren, aber ihr sehe ich das sofort an, sie nimmt sich das auch sehr zu Herzen. Und, da ich das nicht will, baue ich mir ungewollt wieder mehr Druck auf. Ich fühle mich von Tag zu Tag schlechter und möchte meiner Freundin einfach wieder das geben, was ich ihr in den ersten 5 Monaten geben konnte. Wir lieben uns über alles, und ich bin mir auch sicher, dass diese Phase bald zu Ende sein wird. Sie jedoch denkt langsam: "Dann lassen wir es lieber ganz sein, so erspart es uns immer die Enttäuschungen wenn wir uns drauf freuen." Aber das kann doch nicht die Lösung sein, oder?

Der Betroffene möchte anonym bleiben und ist der Autorin namentlich bekannt

Wir haben das Problem all die Jahre totgeschwiegen
- Die Geschichte des Harald K.
Erzählt am 22.09.2010

Rückblickend müssen meine Probleme eigentlich schon Mitte der 70-er Jahre begonnen haben, aber anfangs habe ich mir noch keine großen Sorgen darum gemacht. Mal klappte der Sex, mal konnte ich die Erektion nicht lange genug halten. Erst, als es dann zunehmend nicht mehr so funktionierte, wurde mir bewusst, dass ich eventuell impotent sein könnte. Damals gab es kein Internet. Wo sollte ich mich informieren? Ich bin 1940 geboren und über sexuelle Vorlieben und Probleme wurde in meiner Ehe eigentlich nie gesprochen. Ich hatte gewisse Wünsche, die meine Frau beim Sex manchmal ablehnte, und als ich das bemerkte, hab ich sie halt nicht mehr in den Akt miteinbezogen. Gesprochen haben wir niemals darüber. Das war einfach in unserer Generation nicht so üblich und wir sind diesbezüglich ganz anders erzogen worden.

Somit wurden auch meine frustrierenden "Schlappen" zwischen meiner Frau und mir einfach totgeschwiegen. Wir praktizierten Sex dann irgendwann nur noch oral und mit unseren Händen.

Mir hätte diese Art von Sex, eben halt ohne Erektion und Koitus, dennoch lustvolle Befriedigung gegeben. Meine Frau lehnte es jedoch ab meinen Penis oral zu stimulieren, obwohl sie oralen Sex an sich selbst, also passiv, genoss. Mit der Zeit erregte mich das kaum noch, obwohl die Libido geblieben war. Unsere Sexualität wurde immer weniger, bis sie dann irgendwann völlig einschlief.

Ihre sexuelle Attraktivität hatte meine Frau in all den Jahren unseres nicht erfüllten Sexlebens dabei für mich jedoch nie verloren. Nach 4 Jahren hatte sie, wie sich erst 20 Jahre später herausstellte, bereits ihren heutigen Lebensgefährten kennen gelernt, mit dem sie seit 1999 zusammenlebt. Ich denke, wir hielten aufgrund unserer Tochter all die Jahre diese Ehe aufrecht, obwohl jeder von uns sexuell seit 1979 seine eigenen Wege ging.

Als ich mich Anfang der 80-er Jahre, 4 Jahre, nachdem die Sexualität zwischen meiner Frau und mir eingeschlafen war, einem Arzt anvertraute, wurden meine Potenzprobleme als Diabetische Impotenz erklärt. Der Arzt machte mir wenig Hoffnung, dass sich meine Erektionsfähigkeit jemals wieder einstellen würde, die Diabetes, die bei mir bereits in meiner frühen Jugendzeit diagnostiziert wurde, zeigte nun Auswirkungen auf die Potenz.

Einerseits war es komischerweise beruhigend einen Grund für den Verlust meiner Männlichkeit und der Erektionsprobleme zu kennen, andererseits war mir die Auswegslosigkeit einer Zukunft als sexuell aktiver Mann, im Sinne der Ausübung eines Geschlechtsverkehrs, bewusst. Das innere Gefühl meine Männlichkeit verloren zu haben, kein richtiger Mann mehr zu sein, ist bis heute, 30 Jahre später, geblieben. Die Libido hat mir in all den Jahren jedoch nie gefehlt und ich befriedigte mich zeitweise, in partnerlosen Perioden, durch Masturbation selbst. So wie wohl das Gros aller ansonsten erektionsfähigen Männer auch. Ich hatte mir zwar eine Erektionspumpe zugelegt, aber die kontrollierte Unterbrechung mitten beim Sex, um mittels dieses unerotischen Apparates eine Penetration zu erhalten, war mir zu unsexy, gefühls- und erregungshemmend. Als dann Viagra auf den Markt kam, wurde mir von zwei Ärzten erklärt, dass aufgrund meiner Herzprobleme und meines Bluthochdrucks die Einnahme zu gefährlich sei. Sie rieten mir bei meinen "sexuellen Alternativmethoden" zu bleiben.

Wie schön Sex auch ohne eine Erektion, aber trotzdem mit Ejakulation und Orgasmus sein kann, habe ich erst später verstanden. Dass Hände und eine Zunge sexuelle Befriedigung beider Partner so intensiv erfüllen können, erlebte ich bewusst erst Jahre später, als ich eine absolut verständnisvolle Frau kennenlernte. Es war tatsächlich eine "Kurbekanntschaft", die für uns beide mehr war und wurde, als ein "Kurschatten". Als ich bei unserem "ersten Mal" in ihr Zimmer trat, sagte ich, zwar mit schlotternden Beinen, aber ohne zu stottern: "Du, aber Eines muss ich Dir sagen, bei mir, da läuft Nichts."

Sie antwortete nur verständnisvoll: "Das macht nichts, dafür bin _ich_ ja jetzt da."

Wir hatten über viele Jahre sehr erquickenden Sex, bei dem meine Erektionsfähigkeit maximal eine Nebenrolle spielte. Danach traten natürlich auch weiterhin einige Frauen in mein Leben, die mir gefielen. Ich lernte es ihnen meine Erkrankung zu erklären. Aber es war jedes Mal äußerst schwer für mich, mich zu outen, obwohl viele meiner Partnerinnen Potenzprobleme und deren Problematik aus ihrem Vorleben bereits kannten. Somit hatten die meisten Frauen zwar Verständnis und der Sex verlief mittels des Nutzens von Händen und Zunge befriedigend und lustvoll, dennoch fühlte ich mich in meiner Rolle als Mann minderwertig. Bei Frauen, von denen ich annahm, dass ihr Interesse fast ausschließlich auf sexueller Ebene bestand, beendete ich die Beziehung bereits, sobald sich ein Hauch Sexualität ankündigte. Ich hatte Hemmungen.

Es war nie die Lust, die mich flüchten ließ, es war mein gestörtes Ego als Mann ein Versager zu sein. Dennoch scheiterten meine Beziehungen eigentlich nicht aufgrund meiner ED.

Zumindest wurde diese Problematik in Abschiedsgesprächen nicht erwähnt und spielte keine Rolle. Das Schlimmste für mich ist, dass ich noch immer das Kribbeln im Bauch und zwischen den Lenden spüre, aber mir stets selbst sagen muss, dass es ja nun mal nicht klappen kann. Diese Qual hat sich bis heute nicht gelegt. Es war ein harter Weg mich damit abfinden zu müssen, nie mehr erektionsfähig zu sein. Aber ich musste die Situation nun mal akzeptieren. Sollte ich mich vor einen Zug schmeißen?

Inzwischen gebe ich hier gerne zu "schwanzgesteuert" zu sein und jede Gelegenheit, die sich mir bietet, zum Sex zu nutzen. Die Möglichkeiten der "Be-pfotung" und "Be-mundung" sind äußerst lustvoll und für beide Partner befriedigend. Meine eigene Befriedigung stelle ich aber oft gerne hinten an, wenn ich merke und fühle, dass meine Partnerin den gemeinsamen Sex in allen Zügen genießt, befriedigt und glücklich ist. Dieser psychische Orgasmus hat bei mir einen sehr hohen, mich beglückenden Stellenwert gewonnen.

Der Betroffene möchte anonym bleiben und ist der Autorin namentlich bekannt.

Meine Frau lehnt den Sex mittels Schwellkörper-Injektionen ab

- Die Geschichte von Bernd W.

Erzählt am 23.09.2010

Meine Frau und ich sind seit 1981 verheiratet. In unserem Sexualleben gab es keine Probleme und so 2- bis 3-mal die Woche hatten wir Sex. Die Potenzschwäche bemerkte ich das erste Mal 1999, da war ich 48 Jahre alt, während eines Geschlechtsverkehrs. Ich merkte auf einmal, dass die Steifheit in meinem Penis nachließ, obwohl ich noch keinen Orgasmus hatte. Ich versuchte noch einige Minuten lang weiter zu machen, aber irgendwann war es technisch einfach nicht mehr möglich. Ich war ziemlich ratlos, wie ich mich verhalten sollte und erklärte meiner Frau irgendwie, dass es momentan nicht mehr ging. In den folgenden Tagen versuchte ich mich manuell zu stimulieren aber irgendwie klappte das auch nicht mehr so gut wie vorher. Da ich kein Problem damit habe oder hatte, mich einem Arzt über die Situation anzuvertrauen, und ich davon ausging, dass mir ja geholfen werden kann, rief ich bei einem Urologen in meiner Nähe an und ließ mir einen Termin geben, den ich auch rasch bekam. Er untersuchte mich und schlug eine Operation vor. Dabei sollte eine Ader oder Vene, ich weiß es nicht genau, von einem Bauchmuskel in den Penis verlegt werden um die Versorgung mit genügend Blut zu gewährleisten. Dafür sollte ich für 10 Tage stationär in die Uniklinik aufgenommen werden. Meine Frau war mit dieser Lösung des Problems sofort einverstanden. Den Termin bekam ich ziemlich schnell und die Operation wurde auch durchgeführt. Nach der Operation hatte ich ein ziemlich großes Hämatom, was nach Aussagen der Krankenschwestern nicht normal sei. Ich befragte daraufhin den Professor, ob das normal sei, und er erklärte mir, dass sein Oberarzt die OP durchgeführt hätte und das wäre seine erste dieser Art gewesen. Er wäre wohl etwas grob gewesen, was aber keinen Einfluss auf die Qualität des Ergebnisses haben werde. Also ließ ich die Dinge auf sich beruhen, da ich auch keine Probleme während des Wundheilungsprozesses feststellen konnte. Ich wurde aus der Klinik entlassen und sollte nun täglich ein Blutverdünnungsmittel nehmen, welches mir aber nach kurzer Zeit auf den Magen schlug und ich es daraufhin wegließ. Als ich dann nach einigen Tagen versuchte meinen Penis zu manipulieren stellte sich eine vollkommene Steifheit leider immer noch nicht ein. Bei der Nachuntersuchung in der Klinik war der Professor darüber verwundert und konnte sich das nur so erklären, dass es daran liegt, dass ich das Medikament nicht genommen habe, aber es könne sein, dass sich das Alles noch normalisiert. Dies war aber leider auch nach mehreren Wochen nicht der Fall und ich hatte dieselben Probleme wie vorher. Der Professor schlug mir den Einsatz einer Vakuumpumpe vor, was mir aber ziemlich suspekt war und ich mir auch nicht gut vorstellen konnte vor dem Sex mit so einem Gerät herum zu hantieren. Dann nannte er mir als 2. Alternative die Injektion einer Lösung in den Penis, die das entsprechende Ergebnis bringen sollte. Dem stimmte ich zu und wir probierten es sofort aus. Ich war sehr zufrieden weil er schnell steif wurde und die Steifheit auch länger anhielt. Also ließ ich mir eine Zehnerpackung verschreiben. Irgendwann wollte ich es mit meiner Frau dann ausprobieren, aber sie erklärte mir, dass sie es so nicht kann, weil die Erektion doch mit einer Spritze erzeugt wurde. Ich versuchte auf sie einzuwirken, mir zu erklären, warum sie denn Vorbehalte hat, aber sie wusste es nicht und konnte es auch nicht begründen. Sie war auch in der Folgezeit nicht dazu zu bewegen mit mir zu schlafen, obwohl meine Erektion durch die Caverject- Injektionen genauso gut, wenn nicht besser, als früher war. Also lebe ich seitdem ohne Sex, es sei denn es ergibt sich zwischendurch Etwas mit einer anderen Frau, oder ich mache es mir selbst. Ich möchte meine Frau aber auch nicht zu Irgendetwas nötigen, was sie nicht möchte. Unsere Liebe ist in all der Zeit wegen des fehlenden Sexes dennoch nicht weniger geworden.

Der Betroffene möchte anonym bleiben und ist der Autorin namentlich bekannt.

Meine Frau will keinen "künstlichen Sex" - *Die Geschichte des Benno L.*
Erzählt am 26.09.2010

Im Grunde genommen kann ich die Reaktion meiner Frau nicht verstehen.

Doch, verstehen vielleicht schon, aber nicht akzeptieren. Sie ist in ihrer Jugend sehr religiös in einer recht traditionellen Familie aufgewachsen. Und im Liebesspiel ist sie immer eher zurückhaltend und konventionell geblieben. Ihr Argument ist: "die Pumpe ist etwas Künstliches, das unser Liebesspiel stören wird. Und Liebesspiele planen, das wäre absurd! Es ist doch auch so schön. Ich bringe Dich doch jedes Mal zum Orgasmus!"

Wenn ich sie frage: "Und Du?" antwortet sie: "Ich bin auch so glücklich, ich brauche das nicht". Aber das ist ja eben das Frustrierende für mich: Ich lebe ständig damit, dass ich sie nicht zum Höhepunkt bringen kann, d.h. dass ich impotent bin. Ich kann auf eine reiche Erfahrung an sexuellen Liebesbeziehungen zurückblicken. Und es war für mich immer so:

Mein Orgasmus ist erst dann vollständig, wenn ich erleben kann, dass auch sie kommt und in meinen Armen vor Lust zerschmilzt. Sonst könnte ich mich ja einfach masturbieren!

Nun ja, ich bleibe trotzdem weiter am Ball. Ich will auch mit meinen Ärzten reden und sehen ob sie mitkommt, um an einem Gespräch teilzunehmen. Die Hoffnung gebe ich nicht auf, nur will ich nichts überstürzen. Ich glaube, irgendwann wird sie einwilligen, dass wir es einfach mal ausprobieren.

Der Betroffene möchte anonym bleiben und ist der Autorin namentlich bekannt.

Aber auch dieser Brief, den ich dennoch nach langer Überlegung hier wortgemäß wiedergebe, erreichte mich.

........*dass ich wegen meiner Frau diese Erektile Dysfunktion habe.*
Die Geschichte des Willi C.
Geschrieben am 19.09.2010

Ich bin zwar bereits 80 Jahre alt, aber meine Libido ist mir auch trotz des hohen Alters erhalten geblieben. Ich habe 1950 zum zweiten Mal geheiratet. Meine Frau ist 67 Jahre alt, also dreizehn Jahre jünger. Bis meine Probleme begannen, hatten wir in unseren Ehejahren immer regelmäßigen Sex. Mittwochs, samstags und montags. Das hatte sich so eingependelt. Aber vor 7 bis 8 Jahren zeigte meine Frau plötzlich kein sexuelles Interesse mehr. Sie lehnte meine Versuche ab. Richtig offen sprachen wir allerdings nicht darüber. Bald darauf stellte ich fest, dass meine Erektionsfähigkeit stark nachgelassen hatte. Da ich mich damit nicht abfinden wollte, sprach ich mit meiner Frau darüber, ob wir nicht doch mithilfe von Viagra unser Sexualleben wieder aufnehmen sollten. Das lehnte meine Frau, Tochter eines Apothekerehepaares, aber mit der Begründung der Gefährlichkeit der Nebenwirkungen, ab. Ob ihre Sorge tatsächlich diesbezüglich ernst gemeint, oder lediglich ein Aufhänger und cleverer Grund für die Ablehnung waren, weiß ich nicht. Seitdem haben wir also keinen Sex mehr.

Wir leben aber in Eintracht zusammen und meine Frau ist eine gute Hausfrau und Köchin, manchmal helfe ich ihr auch beim Kochen und bei der Hausarbeit. Oft habe ich mir überlegt mir eine Freundin zu suchen, aber doch davon Abstand genommen, weil meine Frau bestimmt dahinter käme, und eine Geliebte wohl auch zu teuer ist. So viel Geld habe ich nicht, aber ich bin eigentlich sehr unglücklich, dass ich wegen meiner Frau diese Erektile Dysfunktion habe.

Der Betroffene möchte anonym bleiben und ist der Autorin namentlich bekannt.

Pornosucht und ihre Auswirkungen

Irritierend war die zunehmend hohe Anzahl an jungen Männern, die durch übermäßiges Sehen von kostenlos im Internet angebotenen Pornos und die daraus resultierende visuelle und körperliche Reizüberflutung Erektionsprobleme hatten.

Viele masturbierten mehrmals täglich und hatten das Problem, dass die Empfindlichkeit der Eichel und die Libido auf "realen" partnerschaftlichen Sex nachließ, was sich allerdings auch oftmals auf die Standfestigkeit des Penis bei der Selbstbefriedigung auswirkte.

Die meisten Männer suchten den Weg der Reduzierung des Pornokonsums und der übermäßigen Masturbation. Viele nutzen Gleitgel, um die Empfindlichkeit der Eichel wiederzuerlangen und nach einiger Zeit stellte sich ihre normale Potenzfähigkeit auch zuverlässig wieder ein.

Hier ein Beispiel von Vielen :

Erektionsprobleme durch Pornosucht , Reizüberflutung und zu harter Masturbation . - Ein Brief von Bernhard L.
Geschrieben am 15.11.2010

Hallo Andrea, Ich habe Deine Anzeige gelesen und möchte darauf antworten. Ich möchte hier nun kurz mein Problem schildern. Ich bin extrem erzkatholisch erzogen worden. Schon als Kind wurde mir eingeimpft, dass Sex etwas Schlechtes ist. Außerdem ist mein Vater seit meiner Kindheit Alkoholiker, weswegen es immer Streit in unserer Familie gab. Meine Mutter hat daher bis zu meinem 18. Lebensjahr bei mir geschlafen, weil sie es bei meinem Vater nicht mehr ausgehalten hat. Wie man sich vorstellen kann, führte das bei mir selber ab dem 13. Lebensjahr zu Problemen. Ich musste immer im geheimen unter der Bettdecke masturbieren und zwar ganz schnell und hart, so dass es meine Mutter nicht merkte. Softsexfilme, oder gar Pornos hab ich mir bis zu meinem 19. Lebensjahr gar nicht angeschaut. Es war ja etwas "Schlechtes" und wir hatten nur einen Fernseher im Haus Ich musste also auch immer im Geheimen ganz schnell vor dem Fernseher masturbieren, ständig in der Angst, dass gleich meine Eltern zu Türe hereinkommen könnten. Jedenfalls hatte ich dann so ab 21 Jahren meine erste Freundin. Ich war sechs Jahre mit ihr zusammen und habe sie auch sehr geliebt. Allerdings klappte es beim Sex nicht. Ich habe beim Eindringen in sie einfach nichts gespürt. In den sechs Jahren bin ich vielleicht höchstens 10 Mal durch normalen Sex gekommen. Ansonsten nur, wenn sie mir auf relativ harte Weise einen "heruntergeholt" hat. Auch an dem Sexproblem ist meine Beziehung dann leider zerbrochen, was mir unfassbar wehtat.

Seit 3 Jahren bin ich jetzt Single. Aus Angst, dass es bei mir in einer neuen Beziehung oder Affäre wieder nicht mit dem Sex klappt, fange ich keine Beziehung mehr an und gehe Frauen bei deren geringstem Annäherungsversuch auch sofort schon aus dem Weg. Das macht mich natürlich depressiv. Vor allem auch, weil viele Freundinnen mich nicht verstehen können, warum ich alle Annäherungsversuche sofort abblocke. Selbstlob stinkt ja angeblich. Aber ich bin, glaube ich, schon ein relativ hübscher, großer Kerl mit einer athletischen Figur, was die Sache für mich aber nur noch trauriger macht. Ich hätte so viele Gelegenheiten, mit einer Frau intim zu werden, bzw. Frauen näher kennen zu lernen. Aber ich blocke wegen meinem Problem jeden Annäherungsversuch einer Frau sofort ab, um mir die Peinlichkeit im Bett, zu welcher es irgendwann kommen wird, zu ersparen. In meiner dreijährigen Single-Zeit habe ich jetzt leider auch noch angefangen, sehr viel Pornos anzuschauen und sehr oft zu onanieren, was die Sache wahrscheinlich noch schlimmer machte und mich total abgestumpft hat. Ich muss meinen Penis, wie gesagt, sehr hart anfassen und unheimlich schnell hin- und herwedeln, um zu kommen. Zudem kommt bei mir auch noch hinzu, dass ich meinen Körper und meine Beine auf dem Rücken liegend total durchstrecken muss, um zu einem Orgasmus zu kommen, so dass ich teilweise Krämpfe in den Unterschenkeln kriege. (Das war übrigens auch schon so, als ich mit meiner Ex zusammen war). Wie geschildert, das Hauptproblem bei mir ist, dass ich an der Eichel fast nichts spüre. Wenn ich in die Vagina meiner Ex eingedrungen bin, dann habe ich praktisch nur am Anfang etwas gespürt, als sie noch nicht so feucht war. Aber sobald sie feucht wurde, habe ich nichts mehr gespürt. Auch beim Oralverkehr spüre ich fast nichts. Ich empfinde wirklich an jedem anderen Körperteil mehr als an der Eichel. Es lag übrigens auch nicht an der Beckenbreite meiner Ex. Ich hatte vor einem Jahr eine Affäre mit einer extrem schlanken, dünnen Frau. Das Ergebnis war frustrierend. Ich habe wieder nichts gespürt, obwohl es vermutlich nicht mehr enger geht. Das liegt sicherlich an meiner extrem harten Masturbationstechnik, welche sich offenbar tief konditioniert hat. Zum anderen liegt es aber, glaube ich, auch daran, dass ich mir auch schon ab 14 und bis jetzt (um die 30) immer nur visuelle Bilder bei der Selbstbefriedigung vorgestellt habe. Ich habe also nie Wert darauf gelegt meinen Körper zu spüren. Es ging immer nur um visuelle Bilder. Fühlen und Spüren habe ich da offenbar vernachlässigt. Ich habe mir vor einem halben Jahr auch eine große Tube Gleitgel gekauft und damit herumexperimentiert. Ich muss sagen, dass das Ergebnis zumindest leicht positiv war. Ich habe bewusst versucht meinen Penis nur ganz leicht zu berühren und sanft zu streicheln. Am Anfang passierte da gar nichts. Aber nach und nach habe ich sogar eine richtig harte Latte bekommen, viel härter, als bei meiner üblichen Masturbationstechnik. Allerdings habe ich es auf diese Weise bislang noch nicht geschafft zum Orgasmus zu kommen. Leider schalte ich dann immer wieder von der sanften streichelnden Methode zum extrem harten Onanieren um, um so zu meinem Orgasmus zu kommen.

Der Betroffene möchte anonym bleiben und ist der Autorin namentlich bekannt.

Ich bin pornosüchtig -*Die Geschichte von Kevin M.*

Erzählt am 02.02.2011

Ich bin 21 Jahre, habe eine normale Statur, kein Übergewicht, keinerlei andere Krankheiten, nehme keine Medikamente und bin sportlich. Ich fasse mal mein Problem, so gut es geht, halbwegs kurz zusammen. Ich könnte zig Seiten darüber schreiben, aber ich will und sollte es besser halbwegs auf den Punkt bringen, muss und sollte aber trotzdem meine Vorgeschichte und die Umstände beschreiben.

Zuerst meine Vorgeschichte:

Seit ich 13 Jahre alt bin schaue ich Pornos. Zuerst war es Neugierde, dann Reiz und Erregung, dann Ersatz und Trost für nicht existentes Real-Sexleben, dann Gewohnheit, und schließlich, schätze ich mal, eine ziemlich schwere Sucht, die mir beginnt alles abzuverlangen. Ich habe 630 GB (!) an Pornos auf dem PC. Ich bin alles andere als stolz darauf. Alle möglichen Sparten, teilweise ziemlich perverse Fetische. Einiges mit Gewalt, Frauenverachtung, Erniedrigung und Abartigkeit verbunden, - halt einfach nur extremer Scheiß. Da ich im Laufe der Jahre von den zig Stunden, die ich Pornos konsumiert habe, einfach nur abgestumpft wurde und ich durch "normale" Sachen nicht mehr erregt wurde, suchte ich immer Härteres, immer extremeres Zeug, um den "Kick" und die gleiche Befriedigung zu bekommen. Zeug, wo ich nie dachte überhaupt erregt werden zu können. Damit habe ich die Büchse der Pandora geöffnet. Es vergeht kaum ein Tag ohne Pornos und mehrmaliger Masturbation. Im Durchschnitt mindestens 2-3 x und an schlimmen Tagen bis zu 7 Mal. Ich will es nicht einmal und trotzdem fühle ich diesen unwiderstehlichen Drang extreme Pornos zu schauen und zu masturbieren. Ich hatte den Großteil meines Lebens nie eine Freundin, nie Sex, ja nicht mal wirklich weibliche Freunde. Hatte immer große Kontaktprobleme mit dem anderen Geschlecht. Die genaue Ursache dafür weiß ich bis heute nicht. Ich kann ohne arrogant zu wirken, behaupten halbwegs gut auszusehen, möglicherweise leicht überdurchschnittlich intelligent zu sein, und bin sportlich. Ich weiß es nicht, möglicherweise ist der Grund einfach nur meine Schüchternheit und große innere Angst.

Jetzt zum eigentlichen Kern meines Problems:

Wie auch immer, jedenfalls lernte ich letztendlich doch noch irgendwie ein Mädchen kennen. Sie ist hübsch, intelligent, gleichaltrig und völlig anders, als die meisten anderen Mädchen (im positiven Sinne). Als wir uns real trafen und schließlich Sex haben wollten, hatte ich immense Probleme. Ich war so gut wie gar nicht erregt! Sie lag nackt vor mir, sie ist eine Schönheit und nett, einfühlsam, war geduldig und sie probierte einfach Alles aus, um mich besser zu erregen, aber ich hatte sehr schwere Probleme eine halbwegs anständige Erektion zu bekommen. Außer einer vielleicht 10 Sekunden langen Erektion klappte jedoch nichts. Ohne konstante und sehr intensive manuelle Stimulation (per Hand oder oral) ging die Erektion sofort wieder flöten. Und selbst die war nur mühsam zu erreichen. Mit Lust hatte das Ganze nichts mehr zu tun. Nur ne wirklich konstante und harte Stimulation per Hand und orale Befriedigung brachte irgendetwas, sobald das aber auch nur für ein paar wenige Sekunden unterbrochen wurde, war er sofort wieder schlaff. Realen Sex (Penetration) zu haben war unmöglich. Ich, (und auch sie), hofften darauf, dass es sich nach ein paar Tagen legen und normalisieren würde und schoben es auf Nervosität und Aufregung. Doch auch nach zwei Wochen passierte nichts. Sie erregte mich nicht wirklich und ich bekam keinerlei Erektion.

Irgendwann interessierte es mich auch nicht mehr, und ich hatte einfach nur noch mehr große Angst vor neuerlichem Probierens von Sex. Ich begann Sex irgendwie zu hassen. Ich mochte es nicht, es war Nichts als nervenauftreibend, anstrengend, nervenzerreisend und ziemlich frustrierend, und das ist ja wohl wirklich nicht Sinn der Sache?

Ich war dann wie am Boden zerstört. Und auch ihr riss irgendwann die Geduld, sie fühlte sich verletzt und erniedrigt, obwohl sie versuchte soviel Verständnis aufzubringen, wie möglich, - sie konnte nicht damit umgehen. Sex war ihr sehr, sehr wichtig. Sie wollte sehr oft Sex haben. Sie sagte, das sei die ehrlichste und purste Expression und der Ausdruck ihrer Gefühle und diese seien so stark, dass es sie zerfetzt. Dass ich unfähig sei diese zu erwidern und mit ihr Sex zu haben. Sie glaubte oft, sie sei das Problem und die Ursache, warum ich unfähig war eine Erektion zu bekommen. Also musste ich sie wieder verlassen. Jetzt denkt sie etwas anders darüber, aber so lange ich meine Probleme nicht in den Griff bekommen habe, werden und können wir uns nicht treffen, auch wenn es Jahre sein würden, sie würde solange auf mich warten.

Sind die Pornos und die Masturbation schuld, dass ich in der Realität kaum erregt werde? Ich glaube ziemlich stark, dass sie es sind. Sie haben meine Sexualität und meinen Blick auf die Realität komplett verzerrt, -und zwar ins Negative. Natürlich muss ich die Pornos dauerhaft für immer stoppen, auch die Masturbation sollte ich drastisch reduzieren. Aber ich weiß nicht, wie ich das schaffen soll. Und würde es wirklich mein Problem lösen? Ich habe so oft probiert es zumindest zu reduzieren, aber ich scheitere dauernd daran. Ich werde nervös, unruhig und aggressiv, wenn ich keine Pornos und Masturbation über einen längeren Zeitraum konsumiere, kann irgendwann an nichts anderes mehr denken, bis ich schließlich dem Drang nachgeben muss, um mich hinterher immer völlig kaputt und leer zu fühlen.

Der Betroffene möchte anonym bleiben und ist der Autorin namentlich bekannt.

Du hast mich all die Jahre nicht verstanden - _Die Geschichte der Autorin_

Erzählt nach Beendigung des Buches.

Mein Partner und ich kannten wir uns über unseren gemeinsamen Freundeskreis schon zirka fünfzehn Jahre. Ich war damals 37 Jahre alt, seit 19 Jahren verheiratet und hatte zwei Kinder im Teenageralter. Er war bereits 55 Jahre alt, seit 25 Jahren geschieden und hatte zwei erwachsene Kinder, zu denen er eher wenig Kontakt hatte.

Eine zeitlang war er mit einer gemeinsamen Freundin zusammen, doch diese Beziehung wurde von ihr gelöst, dennoch blieben beide innerhalb unseres Freundeskreises weiterhin locker befreundet. Mein Partner war bekannt für seine "mimosenhafte" Art, er fühlte sich wegen Allem und Jedem angriffen und legte jedes Wort auf die Waagschale, wenn es auch nur im entferntestem Sinn gegen ihn gemünzt sein könnte. Als unsere Freunde von der Beziehung erfuhren schüttelten die Meisten den Kopf. "Du und der? - Das geht niemals gut! Der ist gar nicht beziehungsfähig. Eine Affäre ja, aber doch keine ernste Beziehung!"

Andere Partnerinnen hatte er innerhalb der ca. 15 Jahre, die wir uns vor unserer eigentlichen Beziehung kannten, nie erwähnt oder mitgebracht. Hinterher, als wir zusammen waren, erfuhr ich, dass es nur wenige, kurze Beziehungen gab. Oftmals hatte er mich "angemacht" und ich mochte ihn in all den letzten Jahren mehr, als nur als Freund, aber der Schritt, mich für ihn von meinem Mann zu trennen, die Familie mit zwei Kindern wegen womöglich einer belanglosen Affäre auf Spiel zu setzten, ließ mich lange zögern. Dann jedoch entwickelte sich die Lebenssituation sehr schnell. Obwohl er Gefühle niemals in Worten ausdrücken konnte, bemerkte ich, dass er eine gemeinsame Zukunft anstrebte und irgendwie stand dieses Ziel nach 3 Monaten so fest, dass ich mich von meinem Mann trennte, weil ich mich tief in ihn verliebt hatte. – Diese Liebe blieb in mir auch in all den folgenden Jahren, als die ED unserer Zusammenleben so sehr belastete, bis zum traurigen Ende erhalten!

Anfangs hatte er große Probleme Nähe zuzulassen und zu geben. Mehr als "Löffelchenstellung" nach dem Sex kannte er nicht. Sich ohne erigierten Penis nackt zu zeigen und nackt zu schlafen, war ihm fremd. Es dauerte aber nicht lange, da lagen wir nachts eng umschlungen im Bett und eine Betthälfte und eine Decke genügten uns. Wir klammerten aneinander.

Wir liebten uns hemmungslos und sinnlich, mal wild, mal zärtlich. Die schönsten Empfindungen meines Lebens waren es nackt, eng umschlungen, Haut an Haut in seinen Armen einzuschlafen und das gemeinsame Suchen, uns immer wieder zu finden, wenn wir nachts aufwachten. Über sexuelle Wünsche sprachen wir jedoch nicht. Als ich dann meine sexuellen Wünsche, nach fast zwei Jahren, als die ersten Erektionsprobleme offensichtlicher wurden, dezent ansprach sagte er emotionslos: "Jetzt ist es zu spät!"

Wir sahen uns jeden Tag, doch aus Rücksicht auf meine Kinder blieb er anfangs nicht über Nacht. Die ersten großen Probleme ergaben sich für mich durch seine extreme Eifersucht. Mein Ehemann wollte Aussprachen, warum ich ihn verließ, was er falsch gemacht habe usw. und ich betrachtete es als fair, mich diesen Fragen zu stellen. Mein Partner sah das ganz anders. Obwohl er nach ein paar Wochen auch über Nacht in meinem Haus blieb und sein Lebensmittelpunkt sich somit unmittelbar in meinem persönlichen Umfeld abspielte, begann er mich zu beschatten, knickte morgens die Bettwäsche an einer Ecke um, die dann abends angeblich nicht mehr vorhanden war, fand "Spermaflecken" im Bett, fuhr mir im Auto auf Schritt und Tritt heimlich hinterher, kontrollierte mich, ob ich auch wirklich am Arbeitsplatz war, ob ich abends tatsächlich zu Hause sei und das Licht an war . Eines Tages behauptete er tatsächlich, mein Mann hätte eine Wanze im Telefon einbauen lassen. Beim Sex entdeckte er einmal Kratzer auf meinem Rücken und der Akt endete abrupt mit wildesten Vorwürfen seinerseits.

Im Urlaub, ich besitze eine Ferienwohnung im Süden, witterte er überall Ex-Lover, egal, ob sie verheiratet waren, oder nicht. Nach einem Jahr, er war 56 Jahre alt, stellten sich sexuell immer öfter Erektionsstörungen ein. Anfangs konnte er die Erektion nur ab und zu nicht lange genug halten. Als dies öfters passierte und er sich immer mehr plagen musste eine Stellung zu finden, in der er trotz Erschlaffung des Penis, wenigstens noch ein wenig Beischlaf retten wollte, wurde das Problem offensichtlicher und nicht mehr vor mir zu verheimlichen, - was er bis dahin immer versucht hatte.
Ich dachte an Stress im Beruf, der inzwischen juristischen Auseinandersetzung mit meinem Mann, und ging von einem vorübergehenden Problem aus.
Aber diese "Schlappen" wurden Gewohnheit. Hinterher kuschelte ich mich in seinen

Arm und sagte ihm jedes Mal, dass es doch dennoch schön war und ich damit kein Problem hätte.- Das hatte ich auch nicht, denn unsere gemeinsame Nähe und Zärtlichkeit war ja nach wie vor vorhanden geblieben. Ebenso unsere sexuelle Lust beiderseits.

Mein Partner jedoch lag danach die halbe Nacht wach, starrte an die Decke und grübelte. Ab und an sprachen wir darüber, woran es liegen könnte. Durchblutungsstörungen, Testosteronmangel, seine Bandscheibenvorfälle hätten eine Ursache darstellen können, aber er zuckte nur hilflos mit den Schultern und sagte, dass bei seiner letzten Vorsorgeuntersuchung alles in Ordnung gewesen sei.

Unser Sex wurde immer seltener, 99 % der Initiative ging von mir aus. Doch irgendwann führte auch bereits kein manuelles oder orales Vorspiel mehr zu einer befriedigenden Erektion. Als ich ihn oral stimulieren wollte, sagte er einmal unwirsch: "Hör doch endlich auf, siehst Du nicht, dass sich da Nix tut?".

Stimulationen an seinem unerigierten Penis lehnte er ab. Ich suchte ein Gespräch, doch er blockte traurig ab. Auf meine Frage, ob es denn klappen würde, wenn er sich selbst befriedige, das hätte er doch bestimmt schon getestet, hob er mit Tränen in den Augen frustriert die Schultern, schwieg und fuhr in seine eigene Wohnung. Am nächsten Tag kam er mit einem Auszug eines Artikels über Impotenz, den er sich aus einem Medizinlexikon kopiert hatte, wieder.

Ich war unglaublich glücklich, dass er somit eine Gesprächsbereitschaft signalisierte, doch just in dem Moment, als wir mit diesem Zettel am Tisch saßen und zu reden begannen, kam meine älteste Tochter nach hause. Er steckte das Zettelchen in sein Portemonnaie und wollte später, als wir wieder allein waren, sowie auch in sämtlichen weiteren Gesprächsversuchen bezüglich des Zettels nicht mehr über diesen Moment seiner Offenheit reden. Danach jedoch änderte er sein Verhalten in Bezug auf Nähe. Nach sexuellen Flops drehte er sich im Bett auf die Seite, Ärmchen ließ er nicht mehr zu. Lag er abends im Bett, guckte er bis spät nach Mitternacht Fernsehen, oder suchte Streit aufgrund völlig banaler Themen bzw. machte Eifersuchtsvorwürfe. Sex hatten wir zum damaligen Zeitpunkt nur noch alle 2 bis 3 Monate, doch die Versuche scheiterten fast alle. Darüber zu reden lehnte er ab, oder gab mir den Grund für seine Erektionsprobleme. Eifersuchts-Szenen quittierten meine Gesprächsversuche. Im Bett sollte ich mir nun Nachtwäsche anziehen, "Geschenke will man ja schließlich auspacken", das sei viel reizvoller. Dennoch änderte er sein Verhalten nicht. Er bat mich keinen Druck zu machen, dies mache Alles nur schlimmer und dann ginge gar Nichts mehr. Ich sah das ein und sagte, ich würde warten, bis er auf mich zukäme. Er kam nicht.

Im Gegenteil, er schlief nun in der letzten Ecke des Bettes, und das blieb bis zum Schluss so. Das so geliebte Kuscheln und die von mir so sehr ersehnte Nähe ließ er, bis auf die letzten schönen "Traumwochen", in denen er von einer gemeinsamen Zukunft und von Heirat sprach, nie wieder zu. Anfangs begründete er die mangelnde Bereitschaft Nähe zuzulassen und zu geben damit, dass er mein Parfüm nicht riechen könne, dann war es die Bodylotion, danach lag es am Geruch des Haarsprays. Innerhalb der letzten Jahre lag es plötzlich daran, dass er Nähe angeblich noch nie ertragen konnte, abgesehen davon, dass er im Bett Platz brauche und mein Knuddeln mit Schlafentzug gleichzusetzen sei. Einmal verglich er dies sogar mit militärischen Foltermethoden, schnappte sich seine Bettdecke und schlief neben dem Bett auf der Erde.

Nach 3 Monaten Sexpause nahte dann ein Winterurlaub und ich besorgte über meinen Hausarzt, der ihn kennt und seine Gesundheit nicht anzweifelte, Viagra. Dieser Arzt hatte vollstes Verständnis für unser Problem und sagte, dass mein Partner durch die Einnahme der Tabletten wieder die Sicherheit einer Erektionsfähigkeit gewinnen könne und sein Selbstbewusstsein bezüglich seiner Potenz den Kopf wieder frei macht und Versagensängste mindert. Mein Freund rastete aus, dass ich ihn so blamieren konnte, dennoch nahm er unter Murren die Tabletten mit. Genommen hat er sie allerdings nicht. Er sagte mir ein Verhältnis mit einem Liftwart nach und von Sex, Zärtlichkeit und Nähe konnte keine Rede sein. Seine Eifersucht begann paranoide Züge anzunehmen, aber durch seine unrealistischen Vorwürfe aus eventuellem Selbstschutz, zerstörte er nicht nur jegliche Stimmung auf ein zärtliches Miteinander, sondern auch meine Glaubwürdigkeit bezüglich seiner Liebe und seines Vertrauens. Nach diesem Urlaub - es war unser letzter! und wir waren gerade erst 1 ½ Jahre zusammen, kam er nur noch am Wochenende. Innerhalb der Woche telefonierten wir nur mehrfach täglich. Er hatte sich meiner Suche nach Nähe, Zärtlichkeit und Sexualität somit zwar innerhalb der Woche entziehen können, seine Eifersucht, da er mich nicht mehr so unter Kontrolle hatte, wurde jedoch nun unerträglich.

Gespräche lehnte er ab. Er sagte: "Reden, Reden, Reden, Du willst immer nur reden. Merkst Du nicht, dass Du damit Alles noch kaputter machst?". Ich telefonierte mit der Impotenz-Selbsthilfe, suchte Rat bei einem befreundeten Psychologen und bei der telefonischen Urologensprechstunde eines Spezialisten. Alle rieten mir ihm ein Ultimatum zu stellen. Das tat ich dann auch, aber er reagierte mit dem Vorwurf, das sei Erpressung und schlug mich eines Nachts, als ich schlief und völlig wehrlos neben ihm lag, zum ersten Mal. Mit den Worten: "Das machst Du nicht noch mal mit mir!" verpasste er mir eine "Kopfnuss", hielt mich an beiden Armen fest, schüttelte mich und schlug auf mich ein.

Danach trennten wir uns. Ein paar Wochen später telefonierten wir und machten einen Spaziergang. Ich sagte ihm, dass ich doch jederzeit Verständnis gehabt hätte, wenn es nicht geklappt hätte. "Geht's beim ersten Mal schief, klappt's vielleicht beim zweiten, oder dritten Mal, aber Angst vor der Angst, dass es nicht klappen könnte, könne ja niemals zum Erfolg führen". Wir weinten und er sagte, er sei glücklich, dass ich das gesagt hätte und er hätte niemals gedacht, dass ich soviel Verständnis für sein Problem aufbringen würde. Ich stellte ihm innerhalb des Gesprächs die Frage, ob er denn niemals innerhalb dieser ganzen Zeit Lust gehabt hätte mit mir zu schlafen und er antwortete: "Ach, wenn Du wüsstest, wie oft!".

Ich schöpfte neue Hoffnung nach diesem aufrichtigen Gespräch und wartete ab, ob er nun, nachdem er sich meines verständnisvollen Umgangs mit dem Problem endgültig im Klaren sein durfte, in irgendeiner Weise aktiv würde. Sei es, dass er ohne Angst wieder sexuelle Versuche zulässt, oder ärztliche Hilfe sucht. Schließlich hatte er ja gesagt, dass er seine Lust nie verloren hatte.
Ich wusste, dass mein Körper nachts im Bett in String-Tangas sehr aufreizend wirkte und streckte ihm mein entzückendes Hinterteil in jeder Samstagnacht entgegen.
Aber er blockierte weiter und ließ keinerlei Berührungen mehr zu. Als ich mich vor dem Freund meiner Tochter, und ein anderes Mal vor einem Paketboten bückte, schrie er mich an, ich würde ihnen meine "Titten" absichtlich entgegen strecken. Sein Vokabular wurde erniedrigend, befremdend, respektlos und zunehmend aggressiv.

Nach einer unserer Trennungen bat ich ihn um ein offenes Gespräch und wir saßen gemeinsam am Tisch. Als ich ihn auf unser Problem ansprach und einen Arztbesuch verschlug, erklärte er mir mit einem klaren und direkten Blick in meine Augen, dass er niemals Erektionsprobleme gehabt hätte. Er hätte nur einfach keine Lust mehr auf Sex mit mir gehabt. Es hätte an mir gelegen, nie an ihm. Deshalb bräuchte er auch nicht zum Arzt. Auf meine Frage, ob dies tatsächlich seine ernsthafte Erklärung sei, entgegnete er: "Natürlich, das hast Du nur immer falsch verstanden, Du hast mir ja nie zugehört !". Ebenso sei es in all seinen früheren Beziehungen so gewesen, dass nach 2 Jahren seine sexuelle Lust nicht mehr vorhanden gewesen sei. Das wäre völlig normal.

Dennoch kam er wieder zurück und ich freute mich, da ich für mich selbst seine Aussage mehr als in Frage gestellt hatte. Sein Verhalten änderte sich allerdings nicht. Vier Mal hat er mich bei einfachen Kuschelversuchen, dem Versuch ihn zu streicheln oder bei der Suche nach einem Gespräch geschlagen, einmal würgte er mich. Er verlor völlig die Beherrschung und schlug mit jähzornigen, hasserfüllten Blicken und wie von Sinnen auf mich ein und verprügelte selbst meinen, zum damaligen Zeitpunkt , schon sehr altersschwachen und kranken Hund, der mir zu Hilfe kommen wollte, mit einer Wasserflasche. Das arme Tier, das seine große Liebe war, lag anschließend winselnd in einer Ecke des Schlafzimmers, während er nun mich mit der Flache schlug und mein Nacht-T-Shirt, das ein von ihm getragenes, mir einst liebevoll geschenktes "Mümmelshirt" war, völlig zerriss und meinen gesamten Oberkörper mit seinen Fingernägeln blutig kratzte.

Er hatte seine verlorene männliche Potenz gegen aggressive Macht der Gewalt eingetauscht und somit seine Ängste durch Aggressivität zum Ausdruck gebracht. Entschuldigt hat er sich danach nie. Im Gegenteil, er gab mir die Schuld und behauptete, ich hätte angefangen!
Nach jedem Disput blieb er Wochen fern und ging weder an sein Telefon, noch ans Handy. Ich schrieb ihm verzweifelt Briefe, Mails und SMS, in denen ich um ein Gespräch bat und ihm mein Verständnis und mein Vertrauen vermittelte. Ließ er sich nach Wochen endlich erreichen, legte ich das Thema ad acta, um die wiedererlangte Harmonie nicht sofort wieder zu gefährden.

Am Telefon konnten wir lachen und uns wunderbar necken und gegenseitig aufziehen. Waren wir zusammen, lag jedoch immer der Schatten des Erektionsproblems und sein Entzug von Nähe über uns, obwohl wir auch ausgesprochen liebevoll miteinander umgehen konnten und ich in all den Jahren immer wieder sehr zärtliche Blicke erfuhr, Oft sah er mir verliebt beim Arbeiten zu, oder genoss es (!) mich beim "Sportschau" gucken in seinem Arm eindösen zu sehen. Manchmal, wenn er dachte, ich würde schlafen, streichelte er dabei sanft mein Gesicht. Er liebte es mit meinem Hund ins Grüne zu fahren, irgendwelche Pflanzen oder Steine für den Garten, oder einen selbstgepflückten Blumenstrauß mitzubringen und hinterher bei einem gemütlichen Kaffeetrinken und Kuchen mit mir am Tisch bei Kerzenlicht zu sitzen, oder abends Karten zu spielen. Im Sommer saßen wir bis tief in die Nacht auf meiner Terrasse und genossen Hand in Hand laue Nächte und den Sternenhimmel. Tagsüber hatten wir beide riesigen Spaß daran gemeinsam im Garten zu arbeiten. Ich besorgte die schönsten Pflanzen, die er liebevoll einbuddelte, er schnitt die Bäume und Sträucher, säuberte den Gartenteich und innerhalb dieser Teamarbeit haben wir uns all die Jahre über immer liebevoll geneckt und konnten herzhaft lachen.

Bei simplen Alltagssituationen gerieten wir dennoch oft in Streit und er brüllte. Inzwischen wurden Feiertage, die ja mehr als eine Übernachtung mit sich brachten, zur Qual. Wir hatten beide Angst davor, wie sich diese Nähe ertragen ließe. Vor Geburtstagen und an Weihnachten kauften wir erst ein paar Tage vorher "Blitzgeschenke", da wir nie wussten, ob wir diese Tage überhaupt zusammen feiern würden. In unserem 3. Jahr saß ich dann auch prompt an Silvester alleine zu Hause.

Dann erfuhr ich, dass er einen Vorsorgeuntersuchungstermin bei seinem Internisten hatte und wegen eines anderen Problems an einem Finger noch einmal in die Praxis müsse.
Ich dachte mir: "jetzt oder nie" und rief seinen Arzt an. Immerhin bestand die Krise inzwischen 2 Jahre und eine Besserung war nicht in Sicht. Der Arzt zögerte zwar etwas, da er ja nun einmal unter Schweigepflicht steht, sagte mir dann allerdings, dass im Rahmen der Vorerkennungsuntersuchungen zwar über das Thema gesprochen wurde, "aber, dass es so schlimm ist, hat er nicht gesagt". Er wolle meinen Freund noch einmal darauf ansprechen und ihm von meinem Anruf erzählen.

Ich bat ihn jedoch meinen Anruf nicht zu erwähnen.

Dennoch habe ich ein paar Tage später meinen Freund darauf angesprochen. - Er rastete verbal völlig aus und ist nie wieder zu diesem Arzt, bei dem er 20 Jahre in Behandlung war, gegangen. In all den darauffolgenden Jahren machte er mich dafür verantwortlich, dass ich ihm den einzigen Arzt, mit dem er eventuell darüber gesprochen hätte, genommen hätte.

Und so schleppte sich die Never –Ending –Story im Standby -Modus dahin.
Waren wir zusammen, sprach ich ihn auf unserer Probleme nicht mehr an, ich hatte Angst vor Streit. Und natürlich davor, dass er dann wieder für Wochen fern blieb.
Vor körperlicher Gewalt fürchtete ich mich nicht mehr, da er wusste, dass er zweimal nur knapp an einer polizeilichen Anzeige vorbei gekommen war. Das erste Mal, als meine Tochter zu früh nach hause gekommen war, seine Prügelei in unserem Schlafzimmer mitbekam und in großer Angst die Polizei rufen wollte, ein anderes Mal, als ihn eine mich behandelnde Ärztin anzeigen wollte.

Waren die Samstage, die wir gemeinsam verbrachten, auch noch so harmonisch verlaufen, kam irgendwann abends der Moment ins Bett gehen zu müssen. Die beiderseitige Angst, dass die Stimmung kippen würde, weil ich mich ohne sexuelle Gedanken einfach nur in seinen Arm kuscheln wollte, stand jedes Mal kurz vor dem Siedepunkt. Der anschließende Zoff, den wir beide tunlichst vermeiden wollten, ließ die tagsüber so erfüllende Harmonie immer öfter grausam enden. Beide hatten Angst davor den Gang ins Schlafzimmer anzutreten, denn nur das war der Ort, an dem Nähe aufkommen konnte, vor der er sich fürchtete und die seinen Fluchtreflex, mich wieder zu verlassen, auslösen würde. Unsere ED bedingten Streitereien und seine damaligen aggressiven Verhaltensweisen eskalierten in all den Jahren nur im Bett. Er hatte Panik vor dem abendlichen Zubettgehen. Eines Tages, kurz vor Ende der Beziehung, trat er bei einem romantischen Abendspaziergang grundlos meine Katze so brutal, dass das arme Tier meterweit durch die Luft flog und sagte lapidar, "das blöde Vieh geht mir schon ewig auf die Nerven!". Dabei hatte er in all den Jahren Schinken für den Kater mitgebracht und er liebte das Tier.
Der Untergang der Beziehung wurde für mich immer offensichtlicher.

Bei jedem Auseinandergehen nach einem Streit, der aus meiner Suche nach Nähe entstand, wusste ich nie, ob es ein Abschied für immer war. Trotz guter Kontakte zu meinen Ex-Partnern, mit denen ich weiterhin Geburtstagsgrüße und gute Wünsche zum Jahreswechsel austauschte, wäre es mir nie möglich gewesen, auf diese lapidare und oberflächliche Art Kontakt zu ihm aufrecht zu erhalten. Dafür war unsere Beziehung viel zu wichtig und alle Geschehnisse zu gravierend. Meine Gefühle für ihn waren zu intensiv, und selbst, wenn ich grenzenlos wütend war, lag der Grund meiner diesbezüglichen Emotionen und Reaktionen ja nur an weiterhin vorhandener Hoffnung und Liebe.

Die Nächte begannen für uns zur Hölle zu werden. Er saß nur noch vor dem Bett auf der Erde und guckte so lange in die Flimmerkiste, bis ich eingeschlafen sein sollte. Das wollte und konnte ich so aber nicht. Ich hatte eine endlose Wut über seinen Entzug von Nähe und seine Lässigkeit nichts zur Besserung der Situation beizutragen. Erklärte er sich dann endlich bereit ins Bett zu schleichen, musste ich zuerst das Licht löschen. Dann zog er sich mit dem Rücken zu mir auf der Bettkante bis auf sein T-Shirt und die Unterhose aus und zerrte umständlich die Bettdecke über seinen Unterkörper, bis er sich dann umdrehte, und sich mit dem Rücken zu mir ins Bett legte. Ich habe zuletzt nur noch neben ihm geheult. Für meine Tränen zeigte er wiederum keinerlei Verständnis und somit gab dann nur noch ein Wort das andere in einem gegenseitigen verbalen Schlagabtausch. Meist fuhr er dann noch nachts nach Hause und ich räumte den vorgedeckten Frühstückstisch wieder ab und fror den Aufschnitt und das Essen, das ich für den für den nächsten Tag vorbereitet hatte, ein.

Das gemeinsame Miteinander nahm eine immer größere Spannung an. Beide versuchten wir jeden Streit zu vermeiden, doch mein Partner wusste, dass wir ohne Gespräche, die ich erwartete, diese Beziehungssituation nicht mehr bessern konnten.
Im Hochsommer zeigte er sich mir noch nicht einmal mehr in der Badehose! Schwimmen gehen war nicht möglich. Im Badezimmer schloss er sich ein, wenn er sich wusch, geduscht hat er in all den 12 Jahren bei mir nie. Aber er fühlte sich in meinem Haus ausgesprochen wohl und genoss gemeinsame Essen mit meinen Töchtern und deren Freunden. Er verfolgte ihren schulischen und später ihren berufsorientierten Werdegang, hörte bei Liebeskummer geduldig zu und gab

Ratschläge in allen Lebenslagen. Seine eigenen Kinder hatten diese Aufmerksamkeit nie bekommen, ein so harmonisches familiäres Miteinander war ihm bis dato völlig fremd. Er war ein integriertes Mitglied meiner Familie und meines Freundeskreises geworden und wurde von allen akzeptiert und gern gesehen.

Kam er zu mir und ich wollte ihn zur Begrüßung liebevoll umarmen, wich er jedoch immer öfter zurück und verzerrte bei simplen Begrüßungsküssen den Mund. Bei völlig unverfänglichen, spontanen Umarmungen machte er sich steif und reagierte gefühlskalt, abwehrend und ablehnend. Wollte ich ihm einfach bei einem gemütlichen Beisammensein durch sein offenes Hemd die Brust kraulen, stand er sofort vom Stuhl auf und ging weg. Händchenhalten ließ er manchmal noch zu, obwohl er, wenn wir gemütlich nebeneinander zusammensaßen, oft weit von mir weg rückte. Bei Spaziergängen, oder beim Autofahren konnte er allerdings meist problemlos mein Händchen halten, da die Situation in diesen Momenten ja nicht zu irgendwelchen sexuellen Berührungen meinerseits eskalieren konnte. Es ist absurd, aber ich beneidete in all den Jahren meinen Hund, dem er all die großzügigsten und liebevollsten Streicheleinheiten zukommen ließ, die ich so vermisste. Ich denke, dass er in ihm bei all seinen Gassispaziergängen einen Zuhörer, dem er seine Probleme anvertrauen konnte, gesucht und gefunden hatte, obwohl er selbst an ihm seine Aggressionen ausgelassen hatte.

Suchte ich ein Gespräch in einem ruhigen Telefonat, machte er mir die schlimmsten Vorwürfe, schrie mich in vulgärster Art und Weise an, schmiss den Hörer auf und strafte mich wieder mit wochenlanger Abwesenheit und Schweigen. Das Einzige, was er zu "unserem" Problem sagte, bzw. brüllte, war immer nur "Du bist schuld... ich bin nicht krank, ich brauche keinen Arzt! ... es ist nicht so, dass ich nicht kann, ich will nicht!." Einmal sagte mir im Schlafzimmer: "Dein Körper ekelt mich an!".

Unter welchem inneren Druck er stand, war mir stets bewusst, doch, wie sollte ich ihm in seiner Verzweiflung, die er nur mit sich selbst ausmachen wollte, helfen können, wenn er sich gegen jedes erhoffte und erbettelte Gespräch wehrte?
Eines Tages sprach er davon, ob ich wolle, dass er sich erschießen solle, damit ich endlich Ruhe gäbe.
Ich habe mich innerhalb diverser Trennungsphasen dann drei Mal eigenständig in

den Urlaub begeben. Er rastete völlig aus, seine jähzornigen Augen sprühten vor Hass und Eifersucht, aber ich zog mein Ding durch! Dass meine Trips dem fragilen Beziehungsstatus nicht gut taten, wusste ich. Allerdings hatten wir ja jedes Mal, bevor ich buchte, Schluss gehabt, weil er wieder für Wochen mit Abschiedsgebrüll und den Worten, dass er nie mehr wiederkäme, verschwunden war. Was sollte mir passieren? - Schlimmer konnte es eh nicht kommen. Ich nahm mir keinen "Freibrief", sondern erholte mich und fand ein wenig Abstand, obwohl meine Gedanken dennoch pausenlos um ihn und unser Problem kreisten. An Männerbekanntschaften war ich wahrlich nicht interessiert. Als ich braungebrannt zurückkam hagelte es die schlimmsten Vorwürfe und Verdächtigungen. Ich konnte ihn sogar verstehen.

Zu gemeinsamen Treffen im Freundeskreis ging er irgendwann nicht mehr mit, "weil ja alle Bescheid wüssten". Die minimalen Kontakte zu seinen wenigen Bekannten - Freunde besaß er nicht - brach er völlig ab. Ich denke, das lag sicherlich auch daran, dass ich sie kannte. Als der Mann meiner Freundin offen erzählte, dass er aufgrund einer Prostataoperation nun mit Pümpchen "arbeiten" würde, schrie mein Freund: "Der geht damit hausieren, ich nicht!". Nachdem er kurze Zeit später zur Krebsvorsorge gegangen war frug ich ihn, ob er seinen Arzt auf unser Problem angesprochen hätte und er entgegnete nur wütend, er hätte kein Problem und sei kerngesund.

Als ich ihn darauf ansprach, ob er einen PSA-Test machen ließ, wusste er nicht, dass dieser Bluttest, der Krebserkrankungen der Prostata anzeigen kann, vom Patienten selbst bezahlt werden muss. Ich schlug vor einen Test in der Apotheke zu besorgen und er willigte ein. Als ich die Untersuchung mit ihm gemeinsam durchführen wollte, da ich Medizin studiert habe und seit vielen Jahren in einer Praxis arbeitete, hatte er große Angst, ich wolle mit diesem Test seine Erektionsfähigkeit messen. Er nahm den Test mit nach Hause.

Irgendwie verlief unser Leben mit der Zeit immer mehr aneinander vorbei. Der Schatten der ED-Problematik verfolgte uns im gesamten Alltagsleben, und wenn er zu mir kam, war er schon bei der Begrüßung unsicher, distanziert und meist schlechter Laune und Vorahnung, wie sich dieses Wochenende gestalten würde. Das Beisammensein wurde für beide immer aufs Neue zu einer enormen

Belastungsprobe, bei der jedes Wort zensiert wurde. Frei, ohne fehldeutende Worte, die falsch interpretiert werden könnten, konnten wir uns oftmals gar nicht mehr unterhalten. Die Stimmung hing immer mehr am seidenen Faden und schwankte zwischen Euphorie, Hoffnung, Angst und Frustration.

Fernsehsendungen, in denen plötzlich eine Sexszene lief, wurden sofort auf einen anderen Kanal umgeschaltet. Wollte ich den Film zu Ende sehen, fuhr er in seine Wohnung und war wieder wochenlang untergetaucht. Nach 5 Jahren begann ich das Glück meines Lebens nicht mehr von dieser Beziehung und von der Hoffnung, er würde sich ändern, abhängig zu machen. Ich gestaltete mein Leben, ohne Rücksprache mit ihm zu nehmen. Ich ließ Einiges, was er mir ewig versprochen, aber durch seine permanente Flüchterei nie ausführte, in meinem Haus umbauen, ohne ihn zu fragen. Er flippte aus. Zum einen, weil er sich übergangen fühlte, zum anderen, weil ich mit sämtlichen Handwerkern im Bett gelegen hätte.

Dass, und wie sehr er litt, war mir bewusst, aber er hatte die Sicherheit meiner Liebe, meines Vertrauens, meiner Verschwiegenheit, mein Verständnis und meine Hilfsbereitschaft. Mehrfach in all den Jahren sagte er, er würde am Liebsten vor allem flüchten. Beruflich und privat. Irgendwohin, wo er Ruhe findet, mit sich ganz alleine sei und niemand etwas von ihm wolle. Er brauche weder eine Beziehung, noch Menschen um sich herum. Als sich sein Sohn, zu dem er keinerlei persönlichen Kontakt mehr hatte, nach Jahren meldete und ihm seine kleine Enkeltochter auf den Schoss setzte, beschrieb er das Gefühl so: "Na, wie soll das gewesen sein ?- Wie das halt ist, wenn man einen Fremdkörper auf dem Schoss hat. Ich war froh, als er das Kind endlich runternahm!".

Aber, wie sehr ich litt, wenn er mich über Wochen im Unklaren ließ, mein Flehen und Weinen auf seinem Anrufbeantworter, all meine Briefe, Mails, SMS: das ignorierte er. Er ließ mich völlig bewusst leiden. In solchen Trennungsphasen schlief ich schlecht. Und, wenn ich Schlaf fand, schlief ich mit Tränen ein und wachte mit Tränen auf. Ich fühlte mich in meiner Weiblichkeit völlig abgewertet, obwohl ich wusste, dass diese Sorge Unsinn war. Das Gefühl von dem Mann, den ich über alles liebte, so lieblos, ohne Respekt und Würde gedemütigt behandelt zu werden, war unendlich schmerzhaft. Wie oft hatte er mir mit zornigen Augen gesagt, er würde mich hassen und ich hatte aus Verständnis für seine verzweifelte Lage all seine Negativhandlungen hingenommen und ertragen. Ich aß kaum, sah aus wie das Leiden Christi und nahm Antidepressiva. Er wusste, wie es mir ging, und meldete sich dennoch nicht. Im Freundeskreis blieb mein Zustand keinem mehr verborgen. Mitleid mit ihm hatte niemand mehr. Alle appellierten an meine Vernunft es Einzusehen, dass er mich, würde er mich wirklich lieben, würdevoller und respektvoller behandeln würde. Als hätte ich das nicht selbst längst gewusst! Dennoch kämpfte ich weiter um die Liebe meines Lebens und gab die Hoffnung nicht auf. Als im 6. Jahr der Probleme Weihnachten vor der Türe stand rafften wir uns irgendwie zusammen. Beide bemühten wir uns um Harmonie, bis am 3. Adventssamstag beim Zappen durchs Fernsehprogramm eine Biographie über Kinsey auf irgendeinem Sender lief. Nach 3 Minuten packte er seine Sachen und blieb bis zum 29. Dezember fort und stumm. Er wünschte nicht einmal Frohe Weihnachten. Silvester war er mit Knallern wieder da, nachdem er doch plötzlich ans Telefon ging, als ich anrief. Worte der Entschuldigung fand er nicht. Ich lud ihn ein, damit ich den Start ins Neue Jahr nicht alleine verbringen musste, sagte mir jedoch: "Jetzt ist Schluss, im Neuen Jahr ändert er sich, oder ich verlasse ihn für immer!".

Das 7. Jahr ohne Zärtlichkeiten, Nähe und Sex war angebrochen. Hinterher erzählten wir uns tatsächlich, dass wir beide jedes Jahr an Silvester beteten, dass das nächste Jahr unkomplizierter werden möge. Von nun an waren wir nur noch für 1 oder 2 Wochenenden am Stück zusammen, um dann für 7, danach 9, dann 11 und am Ende wieder 9 Wochen getrennt zu sein, denn ich hatte Gespräche und Nähe gefordert. Eines Abends, als ich meine kalten Füße unter seiner Bettdecke wärmen wollte, machte er wieder ein riesiges Theater, er wolle diese Nähe nicht, das wisse ich genau. Als ich sagte: "Aber früher hast Du sie doch zugelassen", schrie er nur: "Früher, ja, da war ja auch Alles anders!". Und als ich frug: "Was war denn da anders?", brüllte er: "Alles!" - und machte sich erneut für unbefristete Zeit aus dem Staub. Somit saß ich Ostern wieder alleine da. Mir reichte es, meine Geduld war erloschen.

Ich blieb hart in meiner Forderung nach einem klärenden Gespräch und ließ mir ein Rezept über ein Potenzmittel in Höchstdosierung vom Hausarzt verschreiben. Ich machte die Beziehung davon abhängig, es mit den Tabletten zu versuchen, oder er müsse halt eigenständig zum Arzt gehen. Als er nach 11 Wochen wieder kommen wollte, sagte ich ihm, dass ich das nur zulasse, wenn er handelt und eine Zukunft sähe. Er sagte zu und innerhalb der folgenden 4 Wochen war die Welt für mich rosarot. Die Themen Sex und Rezept mied ich. Er plante Umbaumaßnahmen im Haus und im Garten, sprach wieder von Zusammenziehen von Urlaub und Heirat und bemühte sich redlich wieder etwas Nähe zuzulassen. Als er mich auf der Terrasse bei einem Mittagsnickerchen mit einem Grashalm, wie in alten Zeiten, wach kitzelte, empfand ich das als liebevollste Zuneigungsgeste seit Jahren. Ich hätte ihn auffressen können vor Liebe und Zuversicht aufgrund dieser lapidaren, eigentlich normalen, Geste. Selbst abends im Bett bekam ich mein lang ersehntes Einschlafärmchen wieder. Seinen heimlichen Umziehmodus legte er ab und alles sah tatsächlich so aus, als hätten wie endlich einen Weg gefunden uns wieder auf den ehemaligen liebevollen Umgang zurückzubewegen.

Dann kam der Tag, an dem ich ihn am Telefon auf das Rezept ansprach, da es nur noch 4 Tage gültig war. Er sagte, ich möge es nicht einlösen und "betonierte" sich wieder für 9 Wochen ein. In anschließenden Gesprächen, die ich suchte, sagte er am Telefon : "Warum Sex mit mir? - Du siehst so toll aus, Du kannst tausende potente Waschbrettbäuche haben..... Ich habe 7 Jahre lang gelitten und mich wahnsinnig gequält, dabei habe ich die Lust und das Interesse am Sex verloren... Du rufst doch dann sowieso wieder all Deine alten Lover an... Du hast mich nicht gefragt, wie ich zu diesem Thema und zu dem Rezept heute stehe. Immer bestimmst Du!". Auf die Frage, ob er denn nicht auch manchmal Lust gehabt hätte, wich er mir mit tausend Vorwürfen über irgendwelche Liebhaber aus. Oder er fühlte sich plötzlich als "dafür inzwischen zu alt" und Udo Jürgens hätte auch letztlich in einem Interview anlässlich seines 75. Geburtstages gesagt: "Sex ist was für die Jugend!". In einem anderen Gespräch sagte er, dass er halt über so etwas nie reden konnte, er entstamme einer anderen Generation und sei anders erzogen worden. Irgendwie war er, als es wahrlich um eine Trennung meinerseits, oder die letzte Chance einer Wiederfindung ging, in manchen ruhigen Aussagen ehrlich und meine Tränen berührten ihn bei diesen Telefonaten und Gesprächen sehr. Aber er war dennoch zu keinem offenen Gespräch bereit. Das war der Zeitpunkt für mich, dieses Buch zu schreiben. Es war keinesfalls meine Ambition und Hoffnung ihn dadurch zurückzugewinnen. Vielleicht wollte ich ihm demonstrieren, dass er in den Berichten der Betroffenen lesen kann, dass er und wir mit unserem Problem nicht einzigartig sind und allein dastehen, sondern nur ein ganz normaler Fall von Vielen sind. Aber vor meinen Recherchen war mir die Häufigkeit der ebenso betroffenen Männer, Frauen und Paaren ja selbst gar nicht bewusst. Ich ahnte nicht, dass sich in fast allen betroffenen Beziehungen die Probleme im Umgang mit der Erkrankung so sehr ähnelten und, dass die Verhaltensweisen, Ängste und Emotionen der betroffenen Männer und Frauen sich mit unserer Beziehungsproblematik in so vielen Punkten als deckungsgleich erwiesen.

Dass ich dieses Buch schrieb und diesbezüglich recherchierte, wusste er und bot mir sogar an, mein Manuskript ausdrucken zu lassen. Somit hatte er die Gelegenheit unsere Probleme im Inhalt wiederzuerkennen und die Identifikation mit anderen Betroffenen zu finden. Als ich ihn auf den Inhalt des Buches und die Häufigkeit der Erkrankung ansprach lautete seine einzige Äußerung jedoch nur: "Deine Tabellen interessieren mich nicht!".

Er kam dann noch einige Male aber beim Zubettgehen wollte er zum Schluss im Sitzen einschlafen. Die Partnerschaft schlidderte nur noch über dem Abgrund, einen ehrlichen Dialog gab es nicht mehr. Das Barometer stand auf Dauertief und die Vergeblichkeit allen Hoffens war mir endgültig bewusst, die Bilanz, die ich längst gezogen hatte, war niederschmetternd. In einem Telefongespräch, das ich dann nach 7 1/2 Jahren ohne Nähe, Zuwendung, Zärtlichkeiten und Sex forderte, da ich, wenn er seine Sprachlosigkeit nicht überwinden würde, mit Trennung drohte, sagte er nach ein paar erniedrigenden und vulgären Titulierungen nur noch sarkastisch: "Wir haben all die Jahre aneinander vorbei geredet, <u>Du hast mich all die Jahre nicht verstanden!</u>"

Es folgten weiterhin Trennungen, er kam und er ging.
Es gab Gespräche, in denen er scheibchenweise das Problem zugab, aber meist waren es nur Monologe meinerseits. Mal stritt er die Erkrankung ab und sagte, ich sei die Schuldige, er habe kein Problem, mal erzählte er, er hätte rezeptfreie Tabletten in der Apotheke gekauft, die nicht geholfen hätten .Eine Stunde saßen wir jedes Mal Hand in Hand am Esstisch und ich erläuterte ihm meine Gefühle, mein Verständnis, meine Hoffnung und meine durch das Schreiben des Buches gewonnenen Erfahrungen. Wir weinten beide, aber er sagte klar und deutlich: "Ich rede mit keinem Arzt darüber!".

Auf meine mehrfach gestellte Frage, warum er keine ärztliche Hilfe suchen würde, antworte er: "Ich bin anders, als die anderen Männer!". Nachdem er mir dann meist noch ein paar Vorwürfe über angebliche Lover gemacht hatte und gehen wollte, stellte ich ihm mehrfach die Frage: "Wie soll ich das jetzt bewerten? War es das denn jetzt?", antwortete er irgendwann, dass dies Erpressung sei und ließ mich wieder unwissend zurück.

Nachdem die Trennungsphasen immer mehr und länger wurden beendete ich das Drama per Gespräch auf seinen Anrufbeantworter und E-Mail. Er kam wieder und ich hatte PSD-5 Hemmer besorgt, die ich ihm mitgab. Er versteckte sie heimlich in einer Truhe bei mir, anstatt sie an sich zuhause zu testen. Ein Jahr lang hatte er die Höchstdosis der Tabletten ignoriert und nicht getestet. Gespräche lehnte er wieder ab, weil es sein privates Intimleben sei, das mich nix anginge. Ich stand kurz davor mich selbst aufzugeben und hatte realisiert, dass er seine falsche Scham niemals überwinden würde und all mein Optimismus war verflogen. Irgendwie hatte er somit auch meine Liebe und meinen Respekt verloren, ich hatte realisiert, dass er meine Gefühle und mein Verständnis nicht mehr verdient hatte, Vielleicht werden wir uns ab und dann mal wieder telefonisch über stupides Blabla in unpersönlichen, oberflächlichen Gesprächen unterhalten, aber die Intensität, die unsere Gespräche einmal hatten, wird dabei verflogen und gestorben sein, der Abstand, der durch seinen unkooperativen Umgang mit der ED entstand, wird wohl nie mehr rückgängig zu machen sein.

Inzwischen habe ich wieder gelernt mich selbst zu lieben, nicht mehr an meiner Attraktivität zu zweifeln und mein Selbstwertgefühl wiedergefunden. Ich gehe glücklich, zuversichtlich und selbstbewusst durchs Leben und zweifele nicht mehr an meiner Beziehungsfähigkeit, da ich mir bewusst bin, dass ich mir im Umgang mit der Erkrankung keine Vorwürfe zu machen habe. Angst vor einer neuen Partnerschaft habe ich nicht, ich werde sicherlich vorsichtiger sein und mich davor schützen wieder so verletzt zu werden, aber die Fähigkeit einen Menschen ganz und gar zu lieben, habe ich nicht verloren.

Während meiner Recherchen, in denen ich auch meine persönliche Lage schilderte, schrieb mir eine Frau, dass sie der Meinung sei, es wäre viel besser dieses Buch erst dann zu schreiben, wenn ich mit dem Thema *"durch"* wäre.

Anfangs wusste ich nicht genau, was sie damit ausdrücken wollte, denn hätte ich mich nicht noch mitten in der Situationsproblematik befunden, hätte ich wohl auch keinerlei Intention gehabt, mich mit diesem Thema so eingehend auseinander zu setzen.

Beim Schreiben dieses Buches wurde mir jedoch immer bewusster, was sie damit ausdrücken wollte, und spätestens durch die Berichte weiterer Betroffener gewann ich soviel "Durch"-blick, dass ich bei Beendigung des Buches tatsächlich mit dem Thema "durch" war. – Allerdings leider auch mit meiner Beziehung.

Vielleicht kommen Euch manche dieser Sätze bekannt vor:

Bei allen Früheren war auch nach 2 Jahren die Lust weg.
Ich bin nicht krank.
Alle wissen es, Du erzählst das Allen.
Du machst Dich über mich lächerlich.
Du machst mich lächerlich.
Ich kann, aber will nicht.
Es gibt auch Frauen, die wollen nicht mehr.
Ich muss nicht zum Arzt, wie komme ich mir da vor?
Ich mache das mit mir selber aus!
Das ist mein Leben.
Das ist meine Intimsphäre, mein privatestes Innerstes.
Alle Nachbarn wissen das.
Wenn ich Pillen nehme, gehst Du trotzdem sowieso fremd.
Du willst immer nur Sex!
Sex und Liebe kann man trennen.
Klar habe ich Libido, aber nicht auf Dich, ich bin nicht krank!
Ich habe 7 Jahre lang gelitten, mich gequält und dabei die Lust am Sex verloren und mich damit abgefunden.
Reden, Gespräche, - man kann auch Alles kaputt reden.
Ich hasse Dich!
Deine Mails lese ich nicht!
Such Dir einen potenten Waschbrettbauch, - einen jüngeren, potenten Typ!
Ich bin anders erzogen worden, eine andere Generation, darüber redet man nicht!

Die Natur meldet sich irgendwann und daran sollte man sich halten.

Ich muss nicht zum Arzt, ich bin kerngesund!

Du dichtest mir eine Krankheit mit zwei Buchstaben an, - das hab ich nicht!

Das ist meine Privatsache.

Das ist meine Intimsphäre.

Darüber rede ich nicht, - jetzt bist Du mir zu nahe gekommen.

Anhang

Kontaktadressen:

"Impotenz-Selbsthilfe"

Das erste im Internet gegründete Portal seit 2001, mit über 100 Internetseiten.

Persönliche, auf Wunsch anonyme Kontaktaufnahme, höchst informative und kompetente Hilfestellung von Betroffenen.

Tel. : 08142 / 59 70 99 (Günther)

Tel. ; 030 / 76689 521 (Bernhard)

www.impotenz-selbsthilfe.de, E – Mail: kontakt@impotenz-selbsthilfe.de

Weitere Kontaktadressen zu regionalen Kontaktgruppen findet ihr auf diesen Seiten.

"ISG. eV. Gesundheit + Sexualität"

Ein sehr interessantes Forum mit umfangreichen medizinischen und psychologischen Erklärungen, Forschungsberichten, Tabellen usw.- die Mitarbeiter sind medizinisch und gesprächspsychologisch geschult.

Die ISG bietet ebenfalls anonyme telefonische Hilfe an.

Broschüren und weitere Informationen erhalten Interessierte von der ISG Infoline Montags bis Freitags 10-12 und 15 bis 18 Uhr unter 0180 555 84 8

www.isg-info.de

Auskünfte über lokale Selbsthilfegruppen

In jeder größeren Stadt gibt es Selbsthilfekontaktstellen, die Auskünfte über lokal existierende Gruppen geben können. Sie heißen oft "SEKIS" (Selbsthilfe Kontakt- und Informationsstelle), oder "KISS" (Kontakt- und Informationsstelle für Selbsthilfe). In den roten Adressen von "NAKOS" (Nationale Kontakt- und Informationsstelle zur Anregung und Unterstützung von Selbsthilfegruppen) sind alle in Deutschland existierenden Selbsthilfekontaktstellen aufgeführt.

Pro Familia:

Pro familia ist eine gemeinnützige Organisation, an die ihr euch mit allen Fragen zu Sexualität wenden könnt.

www.profamilia.de

Telefonseelsorge:

Ist eine Einrichtung die euch in allen Lebensfragen, ohne religiösen Bezug, Unterstützung und Hilfe anbietet.

www.telefonseelsorge.de

evangelisch: 0800 1110 111

katholisch : 0800 1110 222

(Die Tel.Nr. des Anrufers wird nicht angezeigt!)

Internetforen :

Im Internet existieren sehr viele Foren, die sich mit Sexualität und Partnerschaftsproblemen beschäftigen.

Einige sind wirklich sehr aufschlussreich, informativ und professionell gestaltet, in anderen wimmelt es von Themen, die mit der Thematik dieses Buches nicht das Geringste gemein haben und nicht jedermanns-/-fraus Geschmack entsprechen.

In manchen Foren findet rege Kommunikation statt, andere verwaisen fast still vor sich hin.

Momentan empfehlenswerte Foren erfahrt ihr am Besten über die *Impotenz-Selbsthilfe*.

Medizinisch orientierte Informationen findet ihr ebenfalls unter:

www.medidoc.de

www.impoDoc.de

Vielleicht helfen euch die interaktiven Foren von "B-Friends.de", (einem Forum der Zeitung "Brigitte"), das Forum "onmeda.de", "gofeminin.de", oder das Forum "Erektion.de", das mich als besonders informativ überzeugte.

Danksagung

Mein aufrichtiger Dank gilt all den vielen betroffenen Männern, Frauen und Paaren, die mir anonym so unendlich viel Vertrauen geschenkt haben und mir Einblick in ihr privates und intimes Seelenleben gewährten.

Ebenso danke ich Günther und Werner von der Impotenz-Selbsthilfe, sowie Diether, dem "Herrn der Pümpchen und Ringe", der mir Kontakte zu Betroffenen vermittelt hat, für ihre Hilfe und ihren Beistand. Hoffentlich werden sie, als selbst an ED - Erkrankte, noch vielen Männern, Frauen und Paaren weiterhin ehrenamtlich so einfühlsam und professionell anonyme Hilfe anbieten können.

Ich danke Harald für seine Offenheit und die lockere Freundschaft, die wir gefunden haben und hoffe, sie bleibt uns auch nach Vollendung dieses Buchprojekts erhalten.

Ich wünsche ihm, dass sich die "Traumfrau", deren Reaktion auf sein "stammelndes Outing" so verständnisvoll war, und mit der er über viele Jahre sehr erquickenden Sex genießen durfte, über seinen Bericht, den er ihr zukommenlassen möchte, so freuen wird, wie er es sich wünscht. Ihre Art und Weise, mit seiner ED umzugehen, hat bei ihm eine besonders tiefgründige emotionale Erinnerung hinterlassen, die bis heute bestehen blieb.

Ich danke insbesondere "Ilkka" und "Knutschkugel", den anonymen Moderatoren des Forums "Erektion.de", die sich ehrenamtlich unendliche Mühe geben, anderen betroffenen Männern und Frauen zu helfen. ich Danke ihnen für ihre innige Freundschaft, die sich inzwischen ergeben hat! – Ich werde weiterhin im Forum aktiv bleiben. - Versprochen!

Ohne Euch alle hätte dieses Buch nur meine eigenen, rein subjektiven Empfindungen und Erlebnisse, darstellen können und ich hätte es wohl nicht geschrieben. Nur durch euch konnte ich mich in die Masse so vieler Betroffener einreihen und die Erfahrung machen, dass wir alle dasselbe fühlen und erleben.

Ein dickes Dankeschön gilt auch Georg, meinem "Hobbylektor", der mir aufgrund seiner Erfahrung als Autor, zahlreiche Stunden seines Urlaubs opferte, um mein Manuskript etwas ansehnlicher zu gestalten.

Ich hoffe, ich konnte Kathrin, die das Thema "Erektile Dysfunktion" für Ihre Dissertation an der Uniklinik Heidelberg wählte, helfen und sie hat sie erfolgreich bestanden.

Mein größter Dank gilt allerdings, so unlogisch es natürlich klingt und ist, meinem "Mausezähnchen", der die Liebe meines Lebens war!
Auch, wenn er auf diesen Dank liebend gerne verzichten würde!
Aber ohne, dass das Schicksal uns diese Erkrankung in die Beziehung eingebrannt hätte, wäre dieses Buch niemals entstanden.

Leider gehören wir nicht zu den glücklichen Paaren, bei der _beide_ Partner mit der Problematik einer ED umgehen konnten. Da er sich in all den Jahren, trotz meiner Liebe, meiner Geduld und meines Verständnisses weigerte, sich dem Problem zu stellen und aktiv dagegen anzugehen, war es uns nicht möglich, durch einen offenen Umgang mit dem Thema eine für beide zufriedenstellende Lösung zu finden und unsere Beziehung aufrecht zu erhalten. Dennoch erfüllt mich die Erinnerung an all die sehr schönen Erlebnisse während der 12 Jahre unserer Beziehung mit schmerzhafter Wärme im Herzen. Meine Liebe ist ja nicht gestorben, sondern lediglich der Glaube und die Hoffnung auf eine gemeinsame Zukunft.